미래의학 혁명

인간은 죽음을 넘어설 것인가

미래의학 혁명

의학박사 조재학

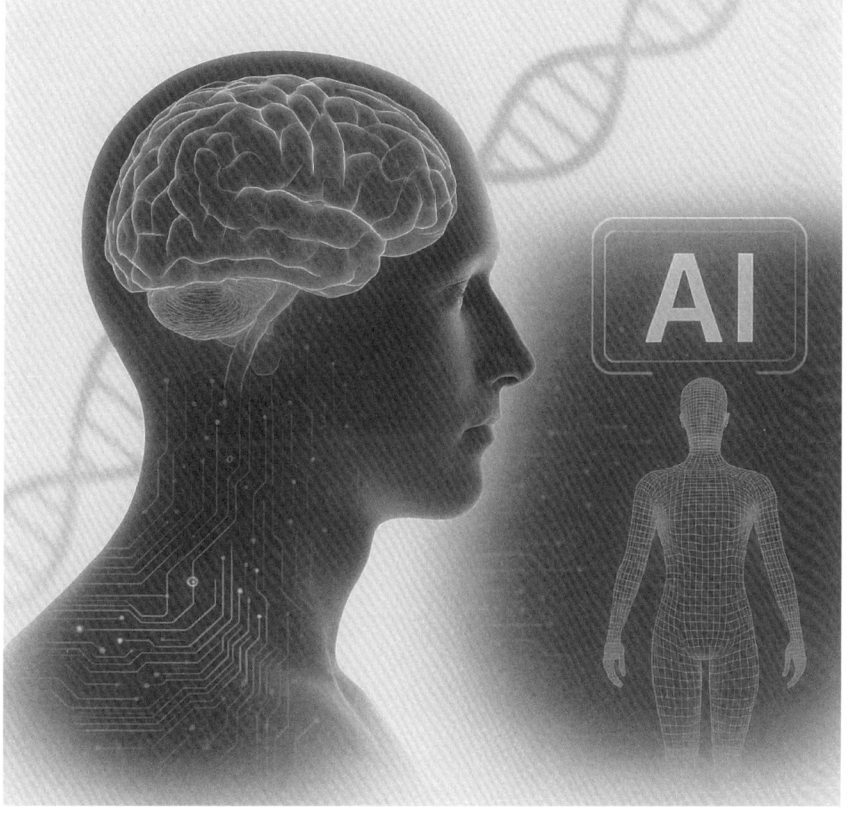

좋은땅

머리말

  인생은 많은 걱정을 안고 살아가는 것이지만 그중에 가장 큰 걱정은 아마도 건강과 관련된 걱정일 것이다. 내가 아프고 큰 병에 걸릴까 봐도 걱정이지만 사랑하는 사람들이 질병으로 고통받고 내 곁을 떠나간다는 생각은 조금은 뜬금없는 생각인 것 같지만 언제가 될지 모르는 미래에 반드시 일어날 일이라고 생각하니 슬프고 두려움이 앞선다.

  인간은 과연 질병과 죽음을 피할 수 없는 것일까? 누구에게나 이 질문은 과거에는 너무나 당연히 "그렇다"이었지만 과학이 발달하면서 점점 대답도 바뀌어 가고 있다.

  내가 이 책에서 언급하고자 하는 소위 미래의학은 기존의 우리의 생각을 송두리째 바꾸어 놓고 있다. 머지않은 미래에 우리가 마주할 미래의학은 인간에게 질병과 죽음의 고통이 없는 세상을 가져다줄 것이다. 결국 기술의 발달은 인간에게 모든 것을 가능하게 해 줄 것이지만 인간 생명에 관한 가치와 철학의 혼돈을 불러일으킬 것도 자명하다.

이 책에서 나는 가까운 미래에 펼쳐질 공상과학 같은 미래의학의 구체적 현주소에 대해 하나씩 소개하고 있지만 동시에 다가올 미래에 대해 우리가 같이 고민해 보아야 할 부정적인 내용들도 간간이 써 놓았다.

미래의학은 분명히 놀라울 만큼 우리 삶을 변화시킬 것이지만, 그 변화가 가져올 모든 것이 무조건적으로 긍정적이라고 볼 수는 없다. 어떤 기술은 인간에게 새로운 수명을 열어주는 동시에 새로운 불평등과 윤리적 갈등을 만들어 낼 수도 있다. 기술은 늘 인간에게 기회를 주지만, 동시에 선택을 요구한다. 그리고 그 선택의 방향은 결국 우리가 무엇을 인간의 본질로 보는가에 따라 달라질 것이다.

우리는 지금 인류 역사상 전례 없는 문턱 위에 서 있다. 과거 의학이 질병과 싸워 생존을 연장하는 의학이었다면, 미래의학은 인간의 삶 자체를 재설계할 수 있는 의학으로 진화하고 있다. 나는 이 책을 통해 단순히 기술의 설명이나 과학의 나열만을 하려는 것이 아니다. 내가 바라보는 미래의학은 미래 과학의 전망서가 아니라, 인간이 스스로 던져야 할 질문의 시작점이다.

"우리는 어디까지 인간을 바꿀 것인가?"

"우리는 무엇을 인간의 존엄이라 정의할 것인가?"

"기술의 진보가 인간을 자유롭게 할 것인가, 아니면 새로운 구속을 만들 것인가?"

이 책은 미래의학이 열어 갈 세계를 독자와 함께 탐험하는 여정이다. 나는 의사로서 현장에서 느껴왔던 질문들, 그리고 연구와 임상에서 눈앞에서 목격하고 있는 변화들을 독자에게 가능한 한 진솔하게 전달하고자 한다. 그리고 우리가 함께 미래에 대해 사유하고 결정해 나가야 할 방향을 제안하고자 한다.

미래의학은 단순히 질병을 치료하는 의학이 아니다. 미래의학은 인간의 생명 가치를 다시 정의하는 철학이며, 인간이 자기 자신을 어떻게 이해할 것인지에 대한 새로운 문명적 논의이다. 이 여정이 독자들에게 새로운 통찰과 질문을 함께 가져다주길 바란다.

이 시대에 질병과 죽음으로부터 고통받는 모든 분에게 희망을 담아서 이 책을 바친다.

2025년 어느 날 오후 울산에서…

목차

제1장 의학의 진화
– 생존의 과학에서 인간 확장으로

제2장 유전자 혁명
– 생명을 편집하는 시대

제3장 세포치료와 재생의학
- 몸을 스스로 고치는 기술

제4장 장기 프린팅과 인간 예비 부품 시대

제5장 AI 의료혁명
- 인공지능은 의사를 대체할 것인가

제6장 나노의학과 정밀치료
- 몸속에서 작동하는 의사들

제7장 디지털 트윈과 메타버스 헬스케어
- 의료의 공간을 해체하다

제8장 뇌와 의학
- BCI가 여는 인간 확장

제9장 수명 연장과 노화 치료
- 인간은 얼마나 더 살 수 있는가

제10장 시각의 미래의학
- 인간 감각을 재설계하다

제11장 의료 3.0
- AI와 인간이 협력하는 치료 시대

제12장 미래의학 선언
- 의료는 다시 인간을 향한다

프롤로그: 미래의학을 향한 서문

의학은 인간이 자연 앞에서 무력했던 시대에서 태어났다. 전염병은 한 도시를 삼키고, 감염은 생과 사를 가르는 경계였으며, 질병은 신의 형벌이라 여겨지던 시대였다. 의학은 그저 고통을 위로하던 제한된 기술에 불과했고, 인간은 생명의 운명을 받아들이는 것 외에는 할 수 있는 일이 없었다. 그러나 1796년, 에드워드 제너가 소의 종기로 천연두를 예방할 수 있다는 사실을 증명했을 때, 인류는 운명에 균열을 냈다. 의학은 자연에 대한 인간의 첫 반격이었다.

20세기 중반, 항생제와 백신의 시대는 감염병의 공포로부터 인류를 해방시켰다. 수술 기술은 생명을 구하는 예술에서 정밀한 과학으로 변모하기 시작했고, 인간은 질병을 이길 수 있다는 확신을 갖기 시작했다. 그러나 우리는 거기에서 멈추지 않았다. 21세기 초, 과학은 생명의 지도를 열었고, 인간은 DNA의 언어를 읽기 시작했다. 그날 이후 의학은 치료를 넘어 인간의 생물학적 미래를 설계할 수 있는 힘을 갖게 되었다.

유전체 분석은 질병의 원인을 추적하는 도구가 되었고, 유전자 치료는 희귀 질환도 정면으로 돌파하기 시작했다. 줄기세포는 손상된 조직을 복원할 수 있다는 희망을 주었고, 재생의학은 노화를 늦출 수 있다는 가능성을 열었다. 면역세포를 재설계하는 치료는 암이라는 고질적 난제 앞에 새로운 전략을 제시했다. 그리고 AI는 인간이 볼 수 없었던 패턴을 해석하며 질병 예측의 시대를 열었다. 의학은 신체를 고치는 기술에서 생명을 확장하는 지능으로 이동하고 있다.

그러나 기술의 진보 앞에서 우리는 불편한 진실과 마주하게 된다. 의료는 진보했지만, 환자는 더 행복해지지 않았다. 병원은 거대해졌지만 진료는 더 복잡해졌고, 정보는 폭발적으로 늘어났지만 건강에 대한 불안은 오히려 커졌다. 의료 시스템은 진화를 이야기하지만 여전히 시간은 부족하고, 진단은 단절되며, 진료는 반복된다. 의학이 강해진 시대에, 의료는 약해졌다. 이것이 오늘날 우리가 맞이한 모순이다.

그 이유는 명확하다. 의료는 기술을 발전시켰지만 방향을 잃었다. 우리는 치료 방법을 진화시켰지만, 의료가 존재해야 하는 이유를 묻는 일은 멈추어 버렸다. 의료는 질병을 다루는 기술로 성장했지만, 환자를 이해하는 능력은 오히려 퇴보했다. 의료는 데이터와 기계를 통해 정밀해졌지만, 의미와 관계는 사라졌다.

그래서 의료는 근본적인 질문으로 돌아가야 한다.

- 의료는 무엇을 위해 존재하는가?
- 질병을 없애는 것만으로 충분한가?
- 생명을 연장하는 것이 곧 삶을 확장하는 것인가?
- 기술이 인간을 돕고 있는가, 아니면 인간이 기술에 적응하고 있는가?

의료는 과학이기 이전에 철학이다. 의료의 첫 번째 목적은 인간을 이해하는 것이며, 두 번째 목적은 인간이 미래로 나아가도록 돕는 것이다. 의학은 인간의 몸을 고치는 학문에서 출발했지만, 이제 인간의 가능성을 확장하는 학문으로 진화해야 한다.

미래의학은 새로운 출발선 위에 서 있다. 그것은 단순한 기술 혁신의 시대가 아니라 인간의 건강과 생존을 재정의하는 시대다. 의료는 질병 중심 패러다임을 넘어 예측, 설계, 회복, 확장이라는 새로운 시스템으로 이동해야 한다. 의료는 다시 인간을 향해야 한다.

이 책은 미래의학의 흐름을 해석하고, 의학이 나아가야 할 방향을 제시하기 위한 여정이다. 단순한 의료 기술의 소개나 과학적 트렌드를 나열하는 책이 아니다. 이 책은 의료가 잃어버린 질문을 다시 묻고, 그 답을 치열하게 탐구하는 과정이다. 의료가 인간을 위해 존재해야 한다는 신념 위에서 출발한 기록이다.

제1장

의학의 진화

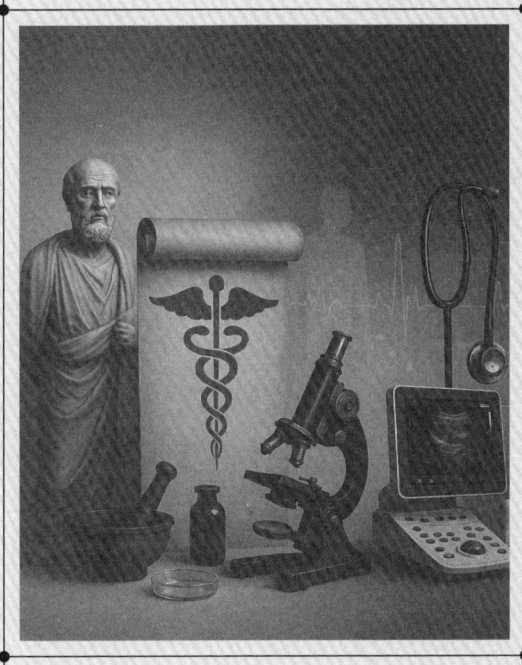

생존의 과학에서 인간 확장으로

인류는 왜 의학을 만들었는가

의학은 과학이 되기 이전부터 인간 곁에 있었다. 인류가 의학을 발명한 이유는 고귀한 이념 때문이 아니었다. 살아남기 위해서였다. 병과 죽음은 인간이 맞서는 최초의 자연적 공포였고, 의학은 그 공포에 대항하기 위한 가장 오래된 지식 체계였다. 인류학적 기록에 따르면 원시 인류는 병을 단순히 신체 변화로 이해하지 않았다. 병은 외부에서 침투한 악령이나 초자연적 존재의 공격으로 여겨졌다. 초기 치료 행위는 약이 아니라 기원(祈願)이었다. 부적, 의식, 주문, 주술은 오늘날의 시각으로는 비과학처럼 보이지만 당시 인간들이 사용한 최초의 심리 치료이자 의학적 시도였다.

그러나 생존의 위협은 인간을 관찰하게 했다. 어떤 풀은 상처를 낫게 하고 어떤 나무껍질은 통증을 줄이며 어떤 열매는 오히려 사람을 죽게 한다는 것을 인간은 반복적인 경험을 통해 학습했다. 자연에서 발견된 이런 지식들이 쌓여 경험 기반 의학이 만들어졌고, 그 지식은 부족과 문명을 거치며 전승되기 시작했다.

의학의 본질은 바로 이 지점에서 드러난다. 의학은 인간이 인간을 포기하지 않기 위해 만든 지식이다. 생존하려는 인간의 본능이 의학을 낳았고, 돌보고 살리려는 인간적 욕망이 의학을 발전시켜 왔다.

의학, 자연을 이해하려는 시도와 만나 과학이 되다

문명이 발전하면서 의학은 신화와 주술에서 벗어나기 시작했다. 고대 이집트의 의사들은 해부를 통해 인체의 구조를 기록했고, 메소포타미아는 최초의 의학 법전을 만들었다. 하지만 의학이 진정으로 변화하기 시작한 결정적 전환점은 고대 그리스에서 등장했다. 바로 히포크라테스에 의해 의학은 신의 영역에서 인간의 영역으로 내려오게 된다.

그는 이렇게 선언했다.

"질병은 신이 내리는 형벌이 아니라 자연적 현상이다."

이 말은 인류 의학사에서 혁명적인 변화였다. 질병을 자연의 원리로 설명하려는 시도는 곧 합리적 추론과 체계적 기록의 시작을 의미했다. 이때부터 의학은 신앙이 아닌 이성의 학문, 즉 초기 과학이 되기 시작했다. 질병의 원인은 신의 분노가 아니라 체액의 불균형이나 환경 요인 때문이라고 설명되었고, 인간은 비로소 스스로를 설명할 수 있다는 확신을 갖기 시작했다.

하지만 이때까지 의학은 여전히 제한적이었다. 병의 원인을 논리적으로 설명할 수 있게 되었지만, 치유의 기술은 여전히 부족했다. 의학은 자연을 이해하려 했지만, 자연을 제어하지는 못했다. 진정한 변곡점은 근대 과학혁명이 시작되면서 찾아온다.

근대의학의 탄생
인체를 해부하고 자연을 정복하다

16세기 후반부터 19세기에 이르는 시기는 의학사에서 해부학과 실험 과학이 결합한 시기였다. 이 시기 의학은 더 이상 병을 설명하는 철학적 담론에 머물지 않고, 실제로 인체를 탐구하고 자연법칙을 해석하는 실험 학문으로 이동했다.

이 변화를 이끈 대표적인 인물이 해부학자 안드레아스 베살리우스(Andreas Vesalius)이다. 그는 시체 해부를 통해 인체의 해부 구조를 정확하게 기록했으며, 인체는 신비의 영역이 아닌 관찰을 통해 이해 가능한 구조라는 진실을 드러냈다. 그의 작업은 '인체는 과학적으로 분석할 수 있다'는 개념을 확립했고, 이는 곧 의학의 패러다임을 바꾸는 첫걸음이었다.

17세기 등장한 영국 생리학자 윌리엄 하비(William Harvey)는 혈액 순환을 밝혀내며 인체가 유기적 메커니즘으로 작동한다는 사실을 증명했다. 이 연구는 인체가 더 이상 신의 설계물로만 여겨지지 않고, 자연 과학적으로 해석 가능한 시스템임을 보여 주었다.

이 시기 의학의 키워드는 '인체의 발견'이었다. 인간은 더 이상 설명 불가능한 신비의 존재가 아니었다. 근대의학은 인체에 대한 구조적·기능적 정보를 바탕으로 신체 중심 의학을 구축했고, 그 결과 질병 치료는 점점 더 체계적인 방향으로 발전하게 되었다.

1-4

병원, 의학을 산업으로 만들다

근대의학의 또 하나의 반전은 병원의 탄생이었다. 이전까지 환자는 집에서 치료받는 경우가 대부분이었고, 의료는 개인적·지역적 수준에서 이루어졌다. 그러나 도시가 성장하고 인구가 폭발적으로 증가하면서 감염병이 확산되자, 환자 관리를 위한 집중 치료 시스템이 필요해졌다. 그 결과 병원이라는 의료 기관이 본격적으로 등장하게 된다.

병원은 의료를 조직화했다. 의사는 집을 방문하는 존재가 아니라 환자를 관리하는 시스템의 구성원이 되었다. 환자는 개별 인간이 아니라 진단과 분류의 대상이 되었다. 이 과정에서 의료는 과학적 성격을 갖게 되었지만 동시에 인간적인 관계를 잃기 시작했다.

병원 시스템은 의료를 발전시킨 동시에, 인간을 숫자로 환원시키는 구조를 만들었다. 의학은 강력해졌지만, 환자와 의사 사이에 벽이 생기기 시작한 것도 바로 이때였다. 의료는 과학적 체계로 진화했지만 동시에 인간으로부터 멀어지기 시작했다.

질병을 넘어 생명과 싸우기 시작하다

의학은 19세기 후반을 지나면서 드디어 질병 정복의 시대로 진입한다. 세균학의 아버지라고 불리는 루이 파스퇴르는 발효와 부패의 원인이 세균 때문이라는 사실을 밝혔다. 동시에 그는 백신을 개발하며 질병을 예방할 수 있다는 개념을 제시했다. 이어서 로베르트 코흐는 결핵균과 콜레라균을 발견하며 감염 질환의 원인을 명확히 규명했다.

이 발견들은 현대 의학의 전환점이었다. 질병을 '벌'이나 '저주'로 해석하던 시대는 완전히 종말을 맞았다. 의학은 병의 원인을 찾아내고, 예방하고, 치료할 수 있는 과학이 되었다. 이어서 20세기에는 항생제, 마취법, 수혈, 수술 기법, 영상 의학 등 혁신 기술이 출현하면서 현대 병원 의학 체계가 완성된다.

이 시기의 의학은 전쟁에서 승리한 장군처럼 승리감에 취한 학문이었다. 인간은 역사상 처음으로 전염병과 싸워 이기는 방법을 발견했다. 평균 기대수명은 폭발적으로 증가했다. 한때 인간은 신의 영역이라고 생각했던 생명을 과학으로 다루기 시작했다.

하지만 바로 이 시기부터 균열이 나타나기 시작했다. 의학은 강해졌지만, 점점 더 기술 중심 학문이 되어갔다. 환자는 '증상 목록'으로 분류되었고, 의료의 관심은 점차 환자라는 존재보다 질병과 치료 기술 그 자체로 이동했다. 바로 이때부터 의학은 본질적 질문을 잃어버리기 시작한다. 우리는 질병을 고치는 법은 알게 되었지만, 인간을 돌보는 법은 점점 잊어 가고 있었던 것이다.

의학의 위기
기술은 발전했지만 방향은 사라졌다

오늘날 현대 의학은 걸작이다. 인류는 장기를 이식하고, 혈관을 넓히고, 암세포를 파괴한다. 심지어 정밀하게 DNA를 조작해 유전 질환의 위험을 줄일 수도 있게 되었다. 그러나 우리가 묻지 않을 수 없는 질문이 있다.

"의학은 어디로 가고 있는가?"

"이대로 발전하면 모두가 더 건강해지는가?"

"의료의 미래는 인간을 위한 것인가, 시스템을 위한 것인가?"

모순적이게도 기술이 발전할수록 의료는 더 메마르고 차가워지고 있다. 의사의 시선은 환자보다 컴퓨터 모니터를 향하고, 진료실에서 가장 중요한 도구는 청진기가 아니라 키보드가 되었다. 의료는 인간을 관리 가능한 단위, 데이터로 환원하기 시작했다.

이제 의학은 다시 질문해야 한다.

"우리는 무엇을 치료하고 있는가?"

"환자인가, 질병인가, 아니면 숫자인가?"

미래의학은 기술이 아니라
방향의 문제다

　의학은 지금 거대한 갈림길 앞에 서 있다. 앞으로의 의학은 단순한 치료 기술을 넘어 인간이라는 존재를 재정의하게 될 것이다. "유전자 편집 기술은 천재를 설계할 수 있는가?"라는 논쟁을 만들고 있고, 뇌-컴퓨터 인터페이스(BCI)는 인간의 사고를 디지털화하고 있으며, 인공장기와 재생의학은 죽음을 연기하는 시대를 열고 있다.

　미래의학은 단순히 병을 고치는 기술이 아니다. 그것은 인간 확장의 철학적 프로젝트이며 동시에 진화의 방향을 결정하는 선택지가 될 것이다. 따라서 미래의학의 본질은 기술 경쟁이 아니라 "어떤 인간을 만들 것인가"라는 질문에 답하는 일이다.

1-8

의학은 어디로 가야 하는가?

이 책은 미래 의학 기술의 전망을 기대하지만 단순히 나열하는 기술 보고서가 아니다. 우리는 다음과 같은 본질적 질문을 함께 다루게 될 것이다.

- 유전자 치료는 질병 정복의 길인가, 아니면 신이 되려는 위험한 오만인가?
- AI는 의사를 대체할 것인가, 아니면 의사의 지능을 확장하는 도구가 될 것인가?
- 인간 수명 120세 시대는 축복인가, 아니면 사회적 붕괴를 부를 불평등의 심화인가?
- 의료는 어디까지 산업이 될 수 있는가? 자본은 생명을 어디까지 지배할 수 있을까?

새로운 선언
의료는 다시 인간을 향해야 한다

앞으로 우리는 기술 중심 의학에서 인간 중심 의학으로 나아가야 한다. 의료의 목적은 살아 있게 만드는 것이 아니라 삶을 살게 하는 것이어야 한다. 기술은 의학을 강하게 만들었지만, 철학은 의학이 길을 잃지 않게 하는 나침반이다. 그렇기에 미래 의학의 핵심은 다음 문장으로 요약된다.

"의학은 인간을 확장해야 하지만, 인간을 잃어서는 안 된다."

제2장

유전자 혁명

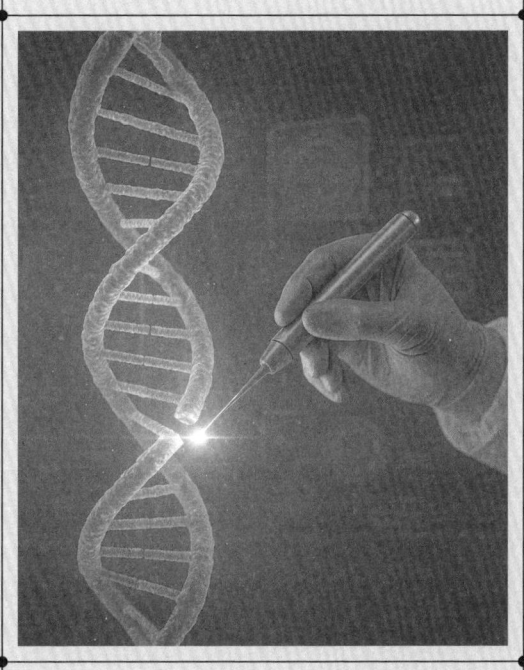

생명을 편집하는 시대

2-1

생명은 정보다
DNA와 유전체의 발견

생명은 더 이상 추상적 신비나 초월적 영역의 산물이 아니다. 현대 생명과학은 생명을 거대한 정보 시스템으로 정의하기 시작했다. DNA(Deoxyribonucleic Acid)는 단순한 분자가 아니라, 생명의 형질을 코드 형태로 저장하는 거대한 데이터 저장 장치이며, 우리가 가진 신체적 특성, 세포의 반응 양식, 장기의 기능, 노화 속도까지 포함하여 생명 활동 대부분은 이 코드의 해석 결과로 나타난다.

1953년, 왓슨과 크릭은 DNA의 이중 나선 구조를 규명했다. 이 발견은 생명 연구의 시대를 갈라놓은 분기점이었다. 네 개의 염기(A·T·G·C)가 어떤 순서로 배열되어 있는가가 전체 생명 설계도의 근본이며, 이 배열은 단백질 합성의 청사진으로 작동한다. 즉, 생명은 "물질이 아니라 정보"라는 개념이 생명과학의 중심으로 들어오게 된 것이다.

그러나 더 중요한 변화는 21세기에 들어 본격적으로 시작되었다. 우리는 유전자가 정해진 방식 그대로 고정적으로 발현되는 것이 아니라는 사실을 깨닫기 시작했다. 동일한 유전자를 가진 사람이라도 어떤 환경에서 살았는지, 어떤 음식을 먹어 왔는지, 어떤 스트레스 상황에 장기간 노출되었는지에 따라 유전자 발현 패턴이 달라질 수 있다. 이 개념이 바로 후성유전학(Epigenetics)이다. 환경, 감정, 생활 습관 등 외부 변화 요인들이 유전자 스위치를 켜거나 끌 수 있으며, 이러한 발현 차이는 실제 생리 반응이나 질병 발생 확률을 크게 변화시킨다.

　실제 연구에서도 이러한 변화는 구체적 결과로 관찰되고 있다. 2023년 미국 UC샌디에이고 연구팀은 동일한 유전적 배경을 가진 쌍둥이가 장기간 상이한 생활 패턴을 유지할 경우, 면역 반응 유전자의 발현 구조가 점차 분기되는 현상을 보고한 바 있다. 이것은 유전자가 단순히 과거에 주어진 코드가 아니라, 끊임없이 읽히고 수정되고 조율되는 동적 정보임을 보여 준다. 우리 몸의 세포는 마치 끊임없이 업데이트되는 운영체제처럼, 매일 새로운 환경 신호를 반영하며 스스로의 프로그램 코드를 계속 읽고 재해석하고 있는 것이다.

　이러한 인식의 변화는 의학을 근본부터 바꾸기 시작했다. 과거의 의학이 "장기의 손상과 기능 저하"를 중심으로 질병을 설명했다면, 미래 의학은 "정보 해석 오류, 신호처리 문제, 유전자 발현의 왜곡"을 중심으로 질병을 이해하게 될 것이다. 즉, 장기의 문제는 결국 정보 수준의 문제로 접근해야 하는 시대가 온 것이다. 그리고 이 관점은 단순히 질병 개념 변화에 그치지 않는다. 인간의 노화 자체도 정보적 관점에서 재해석되고 있다. 우리가 언제 늙고 얼마나 빨리 늙는가도 유전적 코드의 고정값이 아니라, 발현 조절의 누적된 결과일 수 있다는 새로운 연구들이 빠르게 쌓이고 있다.

생명은 더 이상 각자 독립된 생화학적 반응들의 집합이 아니다. 생명은 해석되고 해독될 수 있는 거대한 "정보의 구조"이며, 미래 의학은 이 정보를 이해하고 정확하게 조정하는 기술 위에서 발전하게 될 것이다.

2-2

유전 코드를 수정하다
CRISPR 혁명의 등장

인류는 오랫동안 유전 정보를 '읽는' 데 집중해 왔다. 그러나 이제 의학은 읽기를 넘어 직접 수정하는 단계로 전환되었다. 이 패러다임의 획기적 전환점이 바로 CRISPR(Clustered Regularly Interspaced Short Palindromic Repeats)-Cas9 기술이다. CRISPR는 특정 DNA 서열을 정밀하게 찾아가 원하는 위치에서 절단하거나 교정할 수 있는 기술인데, 기존 유전자 조작 기술보다 훨씬 빠르고 정확하고 저렴하다. 생명과학계에서는 이 기술을 "유전공학의 워드프로세서"라고 부른다. 문장 하나를 수정하듯, 유전자의 특정 영역을 선택적으로 편집할 수 있기 때문이다.

CRISPR의 출현은 유전 연구자들뿐 아니라 임상의학의 지형도까지 바꾸기 시작했다. 2023년과 2024년에 걸쳐 미국과 영국 규제기관은 CRISPR 기반 치료제 Casgevy(겸상적혈구질환 치료)를 세계 최초로

공식 승인했다. 이것은 유전자 편집 기술이 더 이상 실험실의 개념적 실험이 아니라, 실제 환자를 대상으로 적용할 수 있는 의학적 도구로 들어왔음을 의미한다. 과거 수십 년 동안 "불가능해 보였던" 치료들이, 이제는 분자 정보 단위에서 재설계 가능한 질병 영역으로 이동하고 있다.

CRISPR 기술은 희귀 유전 질환뿐 아니라, 암 치료 영역에서도 새로운 문을 열고 있다. 최근 연구에서는 특정 암세포만을 표적해 그 세포의 성장 신호를 유전자 단계에서 차단하거나, 면역세포(T세포)를 유전적으로 편집하여 암세포를 더 정밀하게 인지하고 공격할 수 있도록 만드는 임상 연구들이 진행되고 있다. 이는 전통적인 화학 항암치료 시대에서, 정보 단위 조작에 기반한 암 치료 시대로 넘어갈 수 있음을 시사하는 변화이다.

하지만 이 기술은 동시에 심각한 윤리적 논쟁을 수반한다. CRISPR는 치료 목적의 도구가 될 수도 있지만, 동일한 기술이 인간 능력을 향상시키는 수단으로 악용될 가능성 역시 존재한다. 불치병 치료를 위해 사용되는 것과 지능·신체 능력 향상을 목적으로 사용되는 것은 전혀 다른 차원의 문제이며, 이 경계는 기술이 발전할수록 모호해질 수 있다. 기술의 힘이 커질수록, 그 기술을 어디까지 허용하고 어디서 멈춰야 하는가에 대한 사회적 합의가 더 중요해진다.

CRISPR는 인류에게 생명 정보 수정의 권한을 부여한 기술이다. 이 기술은 질병의 정의, 치료의 방법, 생명의 의미에 대한 기존 패러다임을 근본부터 재구성할 수 있는 잠재력을 가지고 있다. 미래 의학은 단

순히 질병을 치료하는 분야를 넘어, 생명의 코드까지 다룰 수 있는 시
대에 진입하고 있다.

2-3

휴먼게놈프로젝트
생명의 설계도를 해독하다

2003년 완성된 휴먼게놈프로젝트(Human Genome Project)는 인류 역사에서 가장 거대한 지적 도전 중 하나였다. 이 프로젝트는 인간 유전체 전체를 해독하는 데 무려 13년이라는 시간을 필요로 했고, 약 30억 개의 염기쌍으로 구성된 생명의 설계도를 읽어 내는 데 성공했다. 그 이후로 인간은 처음으로 "인간 유전자 전체를 데이터로 바라볼 수 있는 시대"를 맞이했다. 생명은 추상적 개념이 아니라, 읽히고 분석되고 비교되고 예측 가능한 정보 구조라는 사실이 확인된 것이다.

이 프로젝트는 단순한 연구적 성과를 넘어 의학의 방향 자체를 바꾸었다. 기존에 의학은 질병이 발병한 후 치료하는 방식이었다면, 유전체 정보가 공개된 이후 의학은 질병이 발생하기 이전 단계에서 위험 요인을 예측하고 개입할 수 있는 방향으로 이동했다. 시간이 흐르며 유전체 해독 비용은 극적으로 감소했다. 2003년 당시 한 개인의 유전체 해독에는 약 3조 원이 들었지만, 오늘날에는 전체 유전체(Whole Genome Sequencing)를 약 200달러 수준(연구 기반 원가)에 가깝게 해독할 수 있는 시대가 되고 있다. DNA 해독 비용 하락은 전 세계 임상 연구, 신약 개발, 개인 맞춤의학 산업 전반에 강력한 폭발력을 가진 혁신이었다.

또한 AI는 이 유전체 빅데이터를 해석하며 새로운 병인 이해와 정밀 진단의 혁신으로 이어지고 있다. 2024년 다수의 글로벌 신약 개발 기업들은 유전체와 AI 기반 모델링을 결합해 약물 타겟 탐색 시간을 획기적으로 단축시키고 있으며, 임상 실패 확률을 낮추는 전략을 전면적으로 채택하고 있다. 암 진단에서도 AI는 특정 암의 유전자 변형 signature를 읽어 내고, 이 변형이 어떤 약물군과 연결될 때 가장 좋은 반응을 보일지 예측 모델링을 실행하고 있다.

휴먼게놈프로젝트 이후 의학은 점차 치료 중심의 의학에서 예측 의학(Predictive Medicine)과 예방 의학(Preventive Medicine) 중심으로 넘어가고 있다. 이 변화는 의학이 가진 존재론적 역할까지 재정의하고 있다. "발병하면 치료한다"는 사고에서 "발병할 가능성을 낮추는 방향으로 설계한다"는 사고로 이동한 것이다. 이제 의학은 실제로 질병이 시작되기 훨씬 이전에, 생명의 정보 레벨에서 개입할 수 있는 시대가 되었다.

2-4

정밀의학
평균이 아닌 개인을 치료하는 시대

정밀의학(Precision Medicine)은 기존 의학이 가진 가장 큰 오류—
'평균 환자'를 가정하고 치료하는 방식—에서 벗어난다. 같은 질병명
아래 존재하는 수많은 환자들은 사실 유전적 구성, 약물 대사 속도, 면
역 반응 패턴이 서로 다르다. 똑같은 폐암 환자라고 해도 모두가 같은
항암제를 처방받아야 한다는 근거는 없다. 유전자 변이에 따라 치료
전략은 달라질 수 있으며, 이 차이를 무시하는 치료는 비효율적이며
때로는 위험할 수 있다.

폐암 치료는 이 정밀의학 패러다임 변화를 가장 상징적으로 보여
주는 영역이다. EGFR 변이, ALK 변이, KRAS 변이를 기준으로 환
자를 분류하면, 환자가 어떤 약제에 더 잘 반응할지, 혹은 어떤 약
제에서 부작용 위험이 높은지를 사전에 예측할 수 있다. 이러한 분
자 수준의 분류는 표적 치료제(Targeted Therapy)와 면역 치료제

(Immunotherapy)의 발전을 촉진했고, 실제 생존율 향상으로 이어지고 있다.

정밀의학은 암 치료뿐만 아니라, 심혈관질환, 자가면역질환, 희귀질환, 노인 의학 전반으로 확대되고 있다. 심지어 약물 처방에서도 개인별 약물 유효성과 부작용 예측을 기반으로 한 맞춤형 처방 전략이 연구되고 있다. 건강검진 또한 기존의 인구 통계 기반 위험 분석보다, 유전체 기반의 개인 위험 모델로 이동하는 흐름이 이미 시작되었다.

정밀의학의 본질은 "환자 중심"이 아니라 "개인 중심"이다. 질병이 중심이 아니라, 사람의 정보적 특성이 중심이 되는 의학이다. 평균 환자를 기준으로 하는 획일적 치료에서 벗어나, '한 사람'이라는 단위에서 최적 치료 전략을 세워가는 시대가 오고 있는 것이다.

유전자 치료
질병의 근원을 고치는 의학

유전자 치료(Gene Therapy)는 질병이 나타난 이후 손상된 기능을 보조하거나 증상을 늦추는 기존 의학과 근본적으로 다른 관점을 가진다. 유전자 치료는 질병의 "원인 자체"를 제거하거나 올바른 코드로 대체하는 것을 목표로 한다. 즉, 질병을 유전자 수준에서 재설계해 더 이상 그 질환이 '존재하지 않도록' 만드는 방식이다.

대표적인 사례가 척수성 근위축증 치료제 졸겐스마(Zolgensma)다. 졸겐스마는 유전적 결함으로 인해 단백질이 제대로 생성되지 못하는 문제를 해결하기 위해 정상 유전자를 아데노연관바이러스(AAV, Adeno-Associated Virus) 벡터를 통해 체내에 전달함으로써, 단 한 번의 투여로 근본적인 기능 회복을 노린다. 이것은 "유전자 하나의 복원"이 임상적으로 질병 경과 자체를 바꿀 수 있음을 보여 준 첫 상징적 사건이었다.

유전성 망막질환 치료제 럭스터나(Luxturna) 역시 유전자 치료가 실제 의료현장에서 작동할 수 있다는 사실을 증명한 사례다. 과거에는 망막이 손상되면 실명에 가까운 결과로 귀결되는 경우가 많았지만, 이제 특정 유전자 변이로 인해 발생하는 시력 소실에 대해서는 유전자 수준에서 개입해 접근하는 시대가 열리고 있다.

하지만 유전자 치료는 아직 단순한 성공담만 존재하는 영역이 아니다. 벡터 전달 효율, 면역반응 위험성, 장기 안전성, 비용, 임상 적용 기준 등 넘어야 할 과제들이 명확하게 존재한다. 특히 AAV 기반 치료는 용량 문제와 면역기억 반응으로 재투여가 어렵다는 난관도 있다. 또한 하나의 치료제가 억 단위 비용이 발생할 수 있다는 문제는 "기술이 사회에 균등하게 접근될 수 있는가?"라는 윤리적 질문으로 연결된다.

그럼에도 불구하고 유전자 치료는 인류가 처음으로 질병이라는 개념을 "고칠 수 있는 정보의 오류"로 취급할 수 있게 한 기술이다. 이는 단순한 기술 발전을 넘어, 의학의 존재 목적 자체를 다시 정의하는 변화다. 미래 의학은 병을 다루는 기술이 아니라, 생명 정보를 다루는 기술로 이동하고 있으며, 의학은 점점 더 정보 수정 산업과 가까워지고 있다.

2-6

디자이너 베이비와 생명 윤리
어디까지가 치료인가

유전자 기술이 인간의 질병을 극복하는 도구로 자리 잡기 시작하면서, 기술이 가진 또 다른 얼굴이 드러나기 시작했다. 바로 "치료를 넘어서서 인간을 설계하는 것"이 가능한가라는 질문이다.

2018년 중국에서 발생한 이른바 '유전자 편집 아기' 사건은 이 문제를 전 세계 사회 앞에 극단적인 형태로 던졌다. 연구자는 CRISPR-Cas9을 이용하여 HIV 감염 가능성을 낮추겠다는 명목으로 배아 유전자 편집을 시도했고, 그것이 현실에서 출산까지 이루어졌다는 발표는 세계 각국 윤리·정책 기관을 경악에 빠뜨렸다. 이유는 명확했다. 기술은 "치료"의 목적 범위를 넘어 "향상(Enhancement)"의 영역으로 넘어가는 순간부터 인간의 존엄성 기준을 근본적으로 위협하기 때문이다.

의학의 궁극적 목적은 질병의 예방과 치료에 있으며, 인간의 고통을 줄이고 삶의 질을 높이는 데 있다. 그러나 기술의 힘이 지나치게 강력해지면, 인간 사회는 치료 목적과 enhancement 목적을 명확하게 구분하기가 어려워진다. 더 아름다운 외모, 더 우수한 기억력, 더 높은 지능, 더 강한 신체 능력⋯. 선택 가능한 유전자가 상품화된다면 인간은 결국 기계 부품을 업그레이드하듯 원하는 기능을 선택하는 영역으로 들어갈 수 있다.

이 지점에서 의학과 생명과학은 기술의 가능성 그 자체보다 "어디까지 허용할 것인가"에 대한 공적 규범의 필요성을 강하게 마주하게 된다. 유전공학이 발전할수록 치료・예방・향상의 세 영역은 점차 경계가 흐려질 것이다. 그리고 향상 기술이 상업화되거나, 특정 계층의 전략적 투자 영역이 될 경우 인류 사회는 전례 없는 생물학적 계층 구조를 맞이할 수 있다.

과학 기술은 본래 가치중립적이다. 문제는 기술을 사용하는 인간 의도와 사회적 제도다. 따라서 유전자 편집 시대의 윤리 논쟁은 기술의 찬반 여부가 아니라, 기술이 어떤 기준 위에서 사용될 수 있는가를 설정하는 작업이어야 한다. 미래 의학은 기술의 가능성보다, 기술을 어떤 방향으로 사용할 것인가의 문제에 더 큰 무게 중심을 두어야 한다.

2-7

유전자 불평등과 생명 격차
부자가 먼저 진화한다

새로운 의학 기술은 언제나 인류 전체를 향한 진보처럼 보이지만, 현실에서 기술의 접근성은 결코 평등하게 배분되지 않는다. 유전자 치료 기술은 특히 그렇다. 앞서 언급한 유전자 치료제들은 대부분 억 단위의 비용이 필요하며, 그 비용은 개인과 가정이 감당하기 어려운 수준이다. 기술은 존재하는데, 그것을 이용할 수 있는 사람은 제한된 소수만이 될 수 있는 것이다. 이 지점에서 의학 혁신은 아이러니하게 도 '인류 전체의 진보'가 아니라 '일부 계층의 진화'로 귀결될 위험을 안고 있다.

만약 앞으로 더 정교한 유전자 향상 기술이 상업화된다면, 경제력 있는 계층은 단순히 더 좋은 교육을 받거나 더 좋은 영양 상태를 누리 는 수준을 넘어, 아예 생물학적 수준에서 더 우월한 특성을 선택할 수 있다. 이러한 변화는 사회 격차, 교육 격차, 자산 격차보다 훨씬 더 심각한 격차를 만든다. 왜냐하면 생물학적 격차는 다음 세대로 유전될 수 있기 때문이다. 유전자 향상 기술이 사회적으로 관리되지 못하고 시장 논리에 방치된다면, 인류는 계층적 생물학 구조에 따른 새로운 불평등 시대를 맞이할 수 있다.

따라서 유전자 기술이 확산되는 속도만큼이나, 이를 공정하게 사용할 수 있도록 제도를 설계하는 논의 역시 동시에 진행되어야 한다. 기술의 발전이 인간 존엄성의 확장을 향하게 할 것인지, 아니면 격차를 영구적으로 고착시키는 방향으로 갈 것인지는 결국 사회적 의사결정에 달려 있다.

의학은 인간의 운명을 고칠 것인가
유전의 시대가 남긴 질문

우리는 지금 인류 역사에서 가장 근본적인 질문과 마주하고 있다. 의학은 어디까지 인간의 삶을 개입할 수 있는가? 인간은 자신을 어디까지 바꾸어야 하는가? 기술이 인간의 한계를 확장하는 순간, 우리는 어떤 기준으로 그 확장을 허용할 것인가?

유전자 혁명은 인간에게 생명을 재설계할 수 있는 도구를 제공했다. 이 도구는 불치병을 극복할 수 있는 가능성을 열었고, 인간의 건강 수명을 연장하는 데 기여할 것으로 보인다. 그러나 기술이 가져올 수 있는 긍정적 가능성뿐 아니라, 그것이 열어 버릴 수 있는 윤리적 가능성까지 함께 고려해야 한다. 기술이 강력해질수록 인간은 더 많은 선택을 해야 하고, 때로는 선택하지 않을 "권리"까지 고려해야 하는 시대가 된다.

미래의학은 반드시 인간 중심이어야 한다. 기술 중심이 아니라, 인간 존엄성과 생명의 가치를 우선하는 철학 위에 서야 한다. 생명은 설계 가능한 대상으로만 이해되어서는 안 된다. 그것은 존중받아야 하는 가치이며, 그 가치 위에서 기술은 방향성을 가져야 한다.

생명은 정보이며, 정보는 수정될 수 있다. 그러나 생명은 단순한 데이터가 아니다. 기술은 생명을 해석하는 도구일 뿐, 생명의 의미 자체를 정의하는 도구가 되어서는 안 된다. 유전자 혁명 시대의 의학은, 기술을 통한 인간의 능력 확장이 아니라 인간답게 살아가기 위한 선택을 돕는 의학이어야 한다.

제3장

세포치료와 재생의학

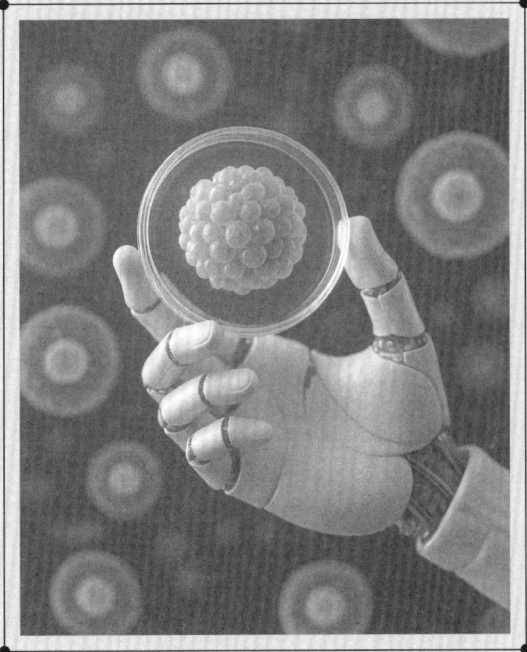

몸을 스스로 고치는 기술

줄기세포와 세포 치료의 시대

인간의 몸은 스스로 치유하는 능력을 갖고 있다. 상처가 나면 살이 붙고, 뼈가 부러져도 다시 이어진다. 그러나 이 자연 치유의 범위는 제한적이었다. 특히 심장, 뇌, 망막처럼 고도로 정교한 조직은 손상되면 원래대로 돌아오지 않는다고 여겨졌다. 의학은 오랫동안 이 한계를 인정한 채 살아왔다. 질병을 치료한다는 것은 더 악화되는 것을 막는 것이었고, 이미 잃어버린 기능은 되찾을 수 없다는 것이 상식이었다.

그러나 재생의학(Regenerative Medicine)의 등장으로 우리는 이 상식을 다시 쓰고 있다. 재생의학은 "손상된 조직을 복원할 수 있다"는 전혀 새로운 명제를 기반으로 한다. 그 중심에 줄기세포(Stem Cell)가 있다. 줄기세포는 어떤 조직으로도 분화될 수 있는 가능성을 가진 세포이며, 말 그대로 생체 복원 기술의 원재료다. 줄기세포는 배아줄기세포(Embryonic Stem Cell)와 성체줄기세포(Adult Stem Cell)로 나

뉘는데, 성체줄기세포는 골수, 지방, 제대혈 등에서 얻을 수 있어 윤리적 문제 없이 실제 임상에 널리 활용되고 있다.

줄기세포 치료는 이미 다양한 분야에서 임상 적용이 확대되고 있다. 무릎 연골 재생 치료, 척수 손상 회복 연구, 심근경색 후 심장 기능 회복 등에서 의미 있는 데이터가 축적되고 있다. 그리고 우리가 주목해야 하는 또 한 분야가 안과이다. 망막색소변성, 습성 황반변성(AMD)과 같은 난치성 시력 손상 질환에서 줄기세포 기반 망막세포 치료 연구들이 빠르게 진척되고 있다. 나 또한 안과 의사로서, 이 변화가 미래 임상의학에서 가장 먼저 대규모로 임상적 전환점이 발생할 영역이 안과 영역일 가능성을 매우 높게 보고 있다. 눈은 구조적으로 작고 국소적 적용이 용이하며, 치료 반응을 임상적으로 직접 관찰할 수 있다는 점에서 재생의학 임상완성도의 ideal test field다.

물론 줄기세포 치료가 완전한 해결책이 되기까지는 넘어야 할 과제가 남아 있다. 세포 품질 관리 체계, 종양화 위험성에 대한 안정성 장기 검증, 대량 배양 기술의 산업화 등이 필요하다. 하지만 이미 흐름은 시작되었고, 되돌릴 수 없다. 지금까지의 의학이 손상된 기능을 "관리하는 의학"이었다면, 재생의학은 손상된 기능을 "복원하는 의학"이다. 즉, 질병을 고치는 수준을 넘어, 신체를 되돌리는 의학이다.

우리는 지금 인류가 처음으로 "고쳐지지 않는 신체는 없다"라는 전혀 새로운 철학으로 이동하는 문턱 위에 서 있다. 그리고 이 변화의 첫 장면은 줄기세포가 열고 있다.

3-2

장기 재생과 바이오 인공장기
이식의 한계를 넘어서

현대 의학의 가장 큰 병목 중 하나는 "장기 부족"이다. 기술은 발전했지만, 이식 가능한 장기의 공급은 절대적으로 부족했다. 수많은 환자들이 대기 명단에서 생을 마감한다. 어떤 질환을 극복할 능력과 약이 존재해도, 장기가 없다면 치료는 멈춘다. 이 문제는 지난 50년 동안 거의 해결되지 않았던 의학의 구조적 한계였다.

하지만 재생의학은 이 한계 전체를 뒤집는 기술을 열었다. 단순히 장기를 기다리는 것이 아니라, 직접 장기를 만들어 내는 시대로 이동하고 있기 때문이다.

3D 바이오프린팅(3D Bio-Printing) 기술은 생체 세포를 '바이오 잉크(Bio-ink)'로 사용해 조직을 층층이 쌓아 심장 조직, 간 조직, 연골 등을 제작한다. 2023년 이후 여러 글로벌 연구팀은 혈관을 포함한 미세구조 프린팅에서 의미 있는 성과를 내고 있으며, 이스라엘 텔아비

브대 연구진은 환자 자신의 세포를 기반으로 미니어처 심장 모델을 3D 프린팅하는 데 성공했다. 이는 장기를 기다리는 의료에서, 장기를 설계하고 생산하는 의료로 확장되는 신호이다.

또 다른 흐름은 오가노이드(Organoid) 기술이다. 오가노이드는 줄기세포를 특정 조건하에 배양하여 실제 장기 기능을 구현하는 "미니 장기"다. 이 기술은 신약 후보 물질의 독성 예측, 희귀 질환 연구, 개인별 약물 반응 연구에 이미 적극 활용되고 있고, 실제 인체 이식 가능성까지 논의되고 있다.

그리고 교차 이식(Xenotransplantation)은 유전적으로 조작된 동물 장기를 인간에게 이식하는 기술이다. 특히 돼지는 인간과 생리 구조가 유사하여 가장 연구 비중이 높다. 2022년 미국 메릴랜드 대학에서 유전자 편집 돼지 심장을 인간 환자에게 이식한 수술은 성공적으로 진행되었고, 비록 생존 기간은 제한적이었지만, "장기를 생산할 수 있다"는 가능성을 실제 임상 장면에서 증명했다는 점에서 인류 의학사에 길이 남을 사건이었다.

그리고 이 변화 역시 안과 영역에서도 조용히, 그러나 가장 빠르게 진행되고 있다. 망막세포 시트(sheet) 제작 기술, iPSC 기반 인공 RPE 세포, 시신경 축삭 재접속 연구 등은 "눈"이 장기 재생 기술이 가장 먼저 실현될 가능성이 높은 영역임을 보여 준다. 내가 보기에 안과 영역은 재생의학의 임상 상용화에서 가장 선두권에 위치한 분야 중 하나다.

장기 재생과 바이오 인공장기는 단순히 장기 이식을 대체하는 기술이 아니다. 그것은 "인체 부품은 공급 제한으로 정의되지 않는다"라는 새로운 의학 철학을 만든다. 미래의 의학은 고장 난 신체를 수리하고 가동을 유지시키는 것이 아니라, 필요한 경우 새로운 장기를 생산하는 의학으로 진화하고 있다.

3-3

세포 재프로그래밍
다시 태어나는 세포

오랫동안 생물학은 세포의 운명은 결정된다고 믿었다. 한 번 피부세포가 된 세포는 평생 피부세포로 남고, 한 번 신경세포가 된 세포는 다시 다른 세포로 돌아갈 수 없다는 것이 정설이었다. 그러나 이 믿음은 2006년 일본의 과학자 야마나카 신야가 발표한 연구로 완전히 무너졌다. 그는 단지 네 개의 유전자(Oct4, Sox2, Klf4, c-Myc)를 기존의 성체세포에 도입하는 것만으로, 이미 분화가 끝난 세포를 줄기세포와 유사한 초기 상태로 되돌릴 수 있다는 것을 증명했다. 이것이 유도만능줄기세포(iPSC, induced Pluripotent Stem Cell) 기술이다.

이 발견은 재생의학의 세계관을 근본부터 바꿔 놓았다. 세포의 정체성은 고정된 것이 아니라 "프로그램 가능한 변수"라는 사실이 밝혀진 것이다. 즉 세포는 역할을 가진 존재가 아니라 가능성을 가진 존재였다. 이 기술 덕분에 우리는 환자 자신의 피부세포를 이용해 치료용 심장세포, 신경세포, 망막세포로 되돌릴 수 있다. 마치 소프트웨어 코드를 다시 초기화하고 다른 알고리즘으로 재설정하듯, 생명은 다시 정의될 수 있는 데이터 구조로 바뀌었다.

특히 안과 영역에서는 iPSC 기술이 실제 임상 시험 단계로 진입한 상태다. 일본 연구팀은 환자 자신의 세포에서 만든 iPSC 기반 망막색소상피(RPE) 세포를 이식하여 시력 기능을 유지·회복하는 임상 연구를 진행했다. 내가 보기에 안과는 세포 재프로그래밍 기술의 의료적 효과를 가장 빠르게 보여 줄 수 있는 분야다. 망막은 조직 구조가 얇고, 국소적 접근이 가능하며, 시각 기능 변화는 실시간으로 측정할 수 있기 때문이다.

더 놀라운 변화는 직접 세포 전환(Direct Reprogramming) 연구다. 이 방식은 아예 줄기세포 단계를 거치지 않고 한 세포를 다른 세포로 바로 변환한다. 피부세포를 곧바로 신경세포로, 섬유아세포를 바로 심근세포로 전환할 수 있다. 이러한 기술은 재생의학의 스케일을 더욱 빠르고 안전하게 만들 수 있는 전략으로 주목받고 있다. 세포 재프로그래밍 기술은 결국 한 문장으로 정리된다.

"세포는 운명을 가진 존재가 아니라, 가능성을 가진 존재다."

앞으로 우리는 노화를 되돌리고, 손상된 장기를 복원하며, 특정 질환에 저항성을 가진 세포를 만들어 내는 방향으로 의학을 확장할 수 있다. 그리고 이러한 변화는 더 이상 실험실에서만 이야기되는 이론이 아니다. 우리는 지금 이미 세포의 미래를 다시 쓰고 있는 중이다.

3-4

조직 복원
치료의 패러다임이 바뀐다

오랫동안 의학은 손상된 조직을 완전히 원상 회복시키지 못했다. 연골이 닳으면 통증을 줄이고, 신경이 손상되면 물리치료와 약물로 보조하며, 심장 기능이 떨어지면 약물과 기구로 유지했다. 의학은 "손상된 뒤에도 최대한 오래 버티게 만드는 기술"이었다. 치료란 더 악화되는 것을 늦추는 과정이었지 되돌리는 과정이 아니었다. 인류는 수천 년 동안 질병을 되돌릴 수 없다고 믿으며 살아왔다.

재생의학(Regenerative Medicine)은 이 믿음을 전면적으로 바꾸는 기술이다. 조직 복원(Tissue Restoration)은 손상된 조직을 본래 조직으로 되돌리는 것을 목표로 한다. 세포치료, 성장인자(Growth Factor), 조직공학(Scaffold Engineering)의 세 기술 축을 중심으로 손실된 조직을 실제로 복구한다. 퇴행성 관절염 환자에게 줄기세포와 성장인자, scaffold를 함께 적용해 닳아 없어진 연골을 다시 자라게 하는 치료는 이미 연구가 아니라 임상 시행 단계에 있다. 이것은 "통증을 줄이기 위해 관리하는 치료"가 아니라 "조직 자체를 다시 만들고 복원하는 치료"다.

안과 분야 역시 조직 복원 기술의 임상 진입 속도가 매우 빠르다. 망막색소상피(RPE) 세포층을 세포 시트(sheet) 형태로 제작해 이식하는 기술, 시각 신경 경로의 축삭 재성장을 유도하는 연구, 바이오재료 기반 scaffold에 망막 유래 세포를 정렬 배치하여 조직 구조 재형성을 유도하는 기술들이 이미 인간 임상으로 들어가고 있다. 나는 임상 현실에서 가장 빠르게 성공을 확인할 수 있는 분야 중 하나가 안과일 것이라고 확신한다. 눈은 복잡하지만 국소 구조이며, 변화의 결과가 즉시 객관적으로 측정 가능하기 때문이다. 즉, "조직 복원"이라는 기술의 진짜 결과를 세계 의료가 가장 먼저 확인하게 될 장면은 눈에서 나타날 가능성이 매우 높다.

조직 복원 치료의 본질은 단순히 환자의 시간을 조금 더 버티게 해주는 것이 아니라, "환자의 시간을 되돌려주는 것"이다. 이 변화는 의학을 질병 관리의 시대에서 생명 복원의 시대로 근본적으로 이동시키고 있다. 과거의 치료가 생존을 유지하는 기술이었다면, 재생의학의 치료는 기능과 삶을 되찾는 기술이다. 이 차이는 단순한 기술의 진보가 아니라, 의학이 향하는 방향 자체가 변하는 전환점이다.

3-5

노화는 되돌릴 수 있는가
세포 젊음의 과학

노화(Aging)는 그동안 자연의 질서로 받아들여져 왔다. 시간이 흐르면 세포 기능은 약해지고, 조직은 탄력을 잃고, 신체는 점점 성능을 잃는다. 우리는 나이가 들면 당연히 시력이 떨어지고, 근육이 감소하며, 기억력이 둔해진다고 생각해 왔다. 그러나 현대 생명과학은 이 오래된 신념에 근본적인 질문을 던지기 시작했다. "노화는 단순히 시간의 결과인가, 아니면 되돌릴 수 있는 생물학적 과정인가?"

오늘날 과학은 노화를 생리 현상이 아닌 세포 프로그램의 붕괴로 해석한다. 텔로미어(Telomere)의 단축, 미토콘드리아 기능 저하, 후성유전학적(Epigenetic) 변화 축적, 만성염증 상태의 지속 등이 노화를 촉진하는 핵심 요인으로 지목되고 있다. 즉 노화는 생체 구성 요소들이 서서히 기능 최적화를 잃어 가는 정보 손상 과정인 것이다.

그중에서도 최근 가장 큰 관심을 받는 분야가 후성유전학적 노화 시계(Epigenetic Clock) 연구다. 야마나카 인자(Yamanaka factors)를 이용해 세포의 후성유전적 나이를 "되감는(Rewind)" 연구들이 진행되고 있으며, 이미 쥐 실험에서 시신경 세포의 노화가 되돌아가는 결과가 보고되었다. 이 연구는 노화가 불가역적 퇴행이 아니라 "정보 수준에서 제어할 수 있는 가역적 상태일 수 있다"는 가능성을 제시했다.

안과 분야는 이 영역에서도 선두에 있다. 시신경 노화 역전 연구는 향후 녹내장(Glaucoma) 치료 전략과 직접 연결될 수 있다. 나는 이 영역이 미래 안과 임상의 핵심적 돌파구가 될 것으로 본다. 지금까지 우리는 시신경 손상은 되돌릴 수 없다고 배워 왔다. 그러나 만약 시신경 세포의 노화 시계를 되돌릴 수 있다면, 이전 시대와는 전혀 다른 녹내장 치료의 패러다임이 열리게 된다.

노화는 생물학적 운명이 아니며, 되돌릴 수 있는 정보 프로세스일 가능성이 높아지고 있다. 우리는 이제 "오래 사는 것"이 목표가 아니라, "늙지 않는 상태를 유지하는 것"이라는 새로운 목표를 향해 가고 있다. 미래 의학은 lifespan(수명)이 아니라 healthspan(건강수명) 중심 의학이 될 것이다. 그리고 세포 단계에서 시작되는 노화 역행 기술은 그 미래의 중심에 서 있다.

인체 예비 부품의 시대
바이오 팩토리와 세포 뱅킹

우리는 자동차 부품은 생산 공장에서 미리 만들고, 필요할 때 교체하는 방식에 익숙하다. 그런데 미래의 의학은 "인체도 예비 부품을 가질 수 있다"는 방향으로 이동하고 있다. 고장 나기 전에 미리 부품을 확보해 두고, 손상되었을 때 그 부품을 교체해서 기능을 다시 회복시키는 개념이다. 이 개념을 현실로 만드는 기술이 바로 세포 뱅킹(Cell Banking)과 바이오 팩토리(Bio factory)다.

세포 뱅킹은 아직 손상되지 않은 시기에 건강한 자신의 세포를 보관해 두는 시스템이다. 세포는 나이가 들수록 생물학적 회복 잠재력이 떨어진다. 따라서 어린 나이 또는 건강한 상태에서 세포를 보관할수록 미래 치료에 사용할 수 있는 재생 능력이 더 크다. 이미 제대혈 보관, 지방줄기세포 보관, 치수줄기세포 보관 등은 상용 서비스로 자리 잡고 있다. 내가 보는 관점에서 앞으로 의학 시장은 "보험 + 세포 뱅킹"이 결합된 새로운 미래 보건 플랫폼으로 확장될 가능성이 매우 높다. 보험은 돈을 준비하는 것이고, 세포 뱅킹은 치료 자원을 준비하는 것이다.

한편 바이오 팩토리 기술은 체외에서 환자 맞춤형 세포·조직을 배양하는 기술이다. 장기나 조직의 특정 부품을 대량 생산하여 필요 시 제공할 수 있는 생체 제조 제조공장 시스템이다. 미래에는 인공 피부, 연골, 혈관, 간조직, 망막세포를 포함한 다양한 세포 구조들을 원하는 시점에 주문 제작할 수 있게 될 것이다. 이것은 전통적인 장기 이식의 제한적 구조—기증자 확보와 시간 제약—를 넘어서는 완전히 새로운 의료 공급 인프라가 된다.

우리가 살아갈 미래 세대의 의료는 "치료제 시장"에서 "세포·조직 공급 시장"으로 확장될 것이다. 인체의 부품을 사전에 준비하는 시대, 환자 개개인이 자기 부품을 축적한 채 평생을 살아가는 시대가 오고 있다. 이는 의학을 치료 산업에서 생명 자산 관리 산업으로 확장시키는 대전환이다.

3-7

재생의학의 윤리
생명을 복제할 것인가

　재생의학이 열어 가는 미래는 찬란해 보인다. 그러나 그 빛이 강해질수록 그 그림자도 함께 커진다. 우리는 지금 단순히 치료 기술을 논의하는 것이 아니라, "생명을 어디까지 설계할 수 있는가"라는 문제를 함께 다루고 있다. 기술은 점점 인간의 영역을 생물학적 한계 밖으로 끌고 나간다. 이 지점에서 우리는 더 이상 과학자나 의사만의 기준으로 판단할 수 없다. 사회 전체가 합의해야 하는 철학적 선택의 장으로 들어가고 있다.

　가장 대표적인 논쟁은 인간 복제(Human Cloning) 문제다. 줄기세포와 세포 재프로그래밍 기술은 이론상 특정 인간의 유전적 정보를 그대로 가진 개체를 복제할 수 있는 가능성까지 포함하고 있다. 물론 대부분의 국가에서는 인간 복제를 법적으로 금지하고 있지만, 기술의 속도는 법과 윤리의 속도보다 훨씬 더 빠르다. 우리는 지금 기술이 아니라, 속도를 통제해야 하는 시대를 살아가고 있다.

또 하나의 문제는 "인간 능력 향상(Enhancement)"에 대한 경계다. 질병을 치료하는 것은 정당하고 필요하다. 그러나 더 뛰어난 지능, 더 빠른 근력, 더 선명한 감각을 인위적으로 만들어 내는 것이 허용된다면, 의학은 치료가 아니라 설계 산업으로 바뀔 수 있다. 만약 미래에 부모가 자녀 설계 옵션을 선택하는 시대가 된다면, 인간의 다양성과 자연적 우연성은 어떤 의미가 남을 것인가?

안과 영역에서도 이 질문은 등장한다. 단순히 시력을 회복하는 것을 넘어, 인간의 시각 능력을 향상시키는 기술은 어디까지 허용해야 하는가? 우리가 시력을 1.0으로 되돌리는 것과 5.0 시력을 제작하는 것은 전혀 다른 이야기다. 그리고 그 경계는 기술이 발전할수록 점점 흐려질 것이다. 나는 의사로서, 이 구분을 계속 사회에 제안하고 토론해야 하는 역할이 있다고 생각한다.

재생의학은 기술 그 자체로 선도 악도 아니다. 기술은 그저 도구다. 중요한 것은 방향이며, 그 방향을 결정하는 것은 인간이다. 생명 윤리는 재생의학을 제한하기 위한 장치가 아니라, 재생의학이 인류 전체에게 이익이 되도록 방향을 잡는 나침반이다.

3-8

몸은 더 이상 소모되지 않는다
새로운 인체 모델

전통적인 의학 패러다임에서 우리의 몸은 결국 시간이 지나면 닳아 없어지는 구조로 이해되었다. 뼈는 약해지고, 연골은 마모되고, 신경은 퇴화되고, 장기는 기능을 잃는다. 그리고 의학은 "이 소모 속도를 늦추는 기술"이었다. 노화는 거스를 수 없는 종착점이었고, 손상은 되돌릴 수 없는 상태였다.

그러나 재생의학은 이 사고방식을 완전히 전환시킨다. 몸은 소모되는 존재가 아니라, "복원될 수 있는 생체 시스템"이다. 지금은 이미 여러 연구에서 손상된 장기·조직이 실제로 회복되고, 기능을 되찾는 결과가 보고되고 있다. 더 이상 "과거의 몸을 다시 가질 수 없다"는 믿음이 절대적 진리가 아니다.

그중에서도 안과는 특히 상징적인 영역이다. 망막은 한 번 손상되면 끝이라고 여겨진 대표적 조직이었다. 하지만 지금 우리는 iPSC로 제작한 RPE(망막색소상피) 세포를 이식하고, 손상된 시신경 회복 경로를 연구하며, 광수용체 세포 복원 전략을 실험하고 있다. 눈은 재생의학이 실제 임상에서 "몸은 복원될 수 있다"는 인류의 첫 실증 증거를 만들어 낼 가능성이 가장 높은 장기 중 하나다. 내가 미래 안과를 낙관적으로 보는 이유가 여기에 있다.

이 변화는 단순한 기술 진보가 아니라 인간의 자기 인식까지 바꾸는 철학적 경험이다. 우리는 우리 몸을 더 이상 소모되는 기계로 인식하지 않게 될 것이다. 인체는 수리되고 업데이트될 수 있는 시스템이 된다. 그리고 이 업데이트는 한 번에 끝나는 것이 아니라, 생애 전반에 걸친 지속적 유지·복원 전략으로 이어질 것이다.

미래의 의료는 "어떻게 이 손상을 견딜까?"가 아니라 "어떻게 이 기능을 원상태로 돌릴까?"라는 질문을 하게 될 것이다. 몸은 더 이상 죽음을 향해 소진되는 존재가 아니라, 생애 동안 계속 재정렬되고 재조립되는 존재가 된다.

의학은 복구에서 재설계로 간다

　재생의학의 다음 단계는 단순한 복원이 아니다. 그것은 인간의 몸을 재설계(Re-Design)하는 방향으로 진화하고 있다. 기존의 장기를 그대로 되돌리는 수준을 넘어, 더 효율적인 기능을 가진 새로운 생체 구조를 만들 수 있다는 가능성이 커지고 있다. 예를 들어 인조 혈관은 실제 혈관보다 혈전 위험이 적게 설계될 수 있고, 바이오프린팅된 연골은 퇴행성 변화에 더 강하게 제작될 수 있으며, 특정 유전자 변이를 제거한 iPSC 세포로 제작한 조직은 특정 질환에 대한 내성이 더 강할 수 있다. 이는 "원래대로 되돌린다"가 아니라 "더 뛰어나게 만든다"라는 완전히 새로운 가치 방향이다.

　우리는 지금 의학이 치료 중심 산업을 넘어, 인간 기능 설계 산업으로 확장되는 문턱에 서 있다. 이 변화는 단순한 기술 진보가 아니라, 인간이라는 존재의 정의를 새롭게 만드는 작업이다.

과거 의학이 손상을 늦추는 의학이었다면, 미래의 의학은 손상을 되돌리고 심지어 그 기능을 개선하는 의학이다. 줄기세포, 세포 재프로그래밍, 오가노이드, 바이오프린팅, 교차이식, 노화역행 기술까지…. 이 흐름은 단절이 아니라 한 방향을 향해 가는 거대한 연속선이다.

몸은 더 이상 운명적으로 약해져 가는 구조가 아니다. 몸은 복원할 수 있고, 다시 설계할 수 있고, 심지어 향상시킬 수도 있는 생체 플랫폼이다. 그리고 이제 우리는 그 플랫폼 위에 새로운 인류 의학의 미래를 세우고 있다.

제4장

장기 프린팅과
인간 예비 부품 시대

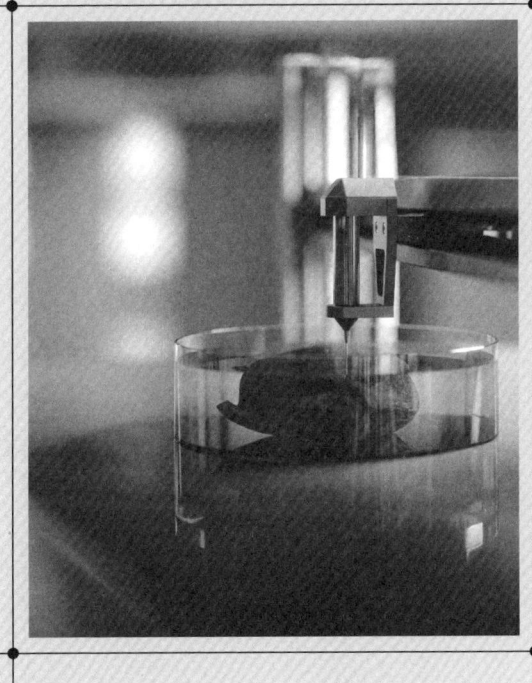

몸은 더 이상 정해진 구조가 아니다.

우리는 오랫동안 인간의 몸을 "주어진 완성품"으로 이해해 왔다. 눈, 심장, 간, 신장, 폐, 혈관…. 이 모든 것은 태어날 때 이미 정해져 있는 것들이고, 한 번 손상되면 되돌릴 수 없다고 믿어 왔다. 인간의 몸은 바꿀 수 없는 구조물이며, 고칠 수 없는 부분이 생기면 그 지점에서 삶의 질은 기울어질 수밖에 없다고 생각했다.

하지만 지금 인류는 전혀 새로운 문을 열고 있다. 기술은 더 이상 인간을 모방하거나 단순히 수리하는 단계에 머물지 않는다. 인간의 몸을 기술적으로 "재구성하고 확장"시키는 방향으로 진화하고 있다. 인간은 자연이 준 생물학적 설정값을 그대로 따르는 존재가 아니라, 생명 구조 자체를 설계할 수 있는 존재로 이동하고 있다. 그리고 이 변화의 중심에는 장기 재생 기술이 있다.

20세기 후반의 의학이 "조기 진단"과 "질병 치료"를 중심으로 발전했다면, 21세기 이후의 의학은 "신체 재생"과 "예비 부품 확보"라는 완전히 새로운 전략으로 움직이고 있다. 우리는 이제 장기를 기다리는 시대에서, 장기를 만드는 시대의 입구에 서 있다.

미래의 병원은 지금 우리가 생각하는 병원과 전혀 다른 모습일 수 있다. 단순히 병을 치료하는 곳이 아니라, 인간의 신체를 미래 상태로 보정하고, 필요한 장기를 생산하고, 미리 예비 장기를 저장하는 곳이 될 가능성이 있다.

이 장에서는 그 변화의 핵심 축을 이루는 세 가지 기술적 혁명을 살펴본다.

- **세포를 재료로 장기를 "프린트하는" 바이오프린팅(bio-printing)**
- **시험관에서 장기를 "성장시키는" 오가노이드(organoid)**
- **그리고 이 기술들이 현실화할 "인간 예비부품 시대"**

이것은 단지 새로운 치료 기술의 발전 이야기가 아니다. 인간의 몸이 어떤 개념이 되어가는가에 대한 이야기다. 과거에는 인간의 몸은 수명이 정해진 소모품이었다. 미래에는 인간의 몸은 수리 가능한 구조물이며, 교체 가능한 모듈이 될 수 있다. 그리고 마지막 질문이 이장의 목적을 이끈다. 장기를 바꿀 수 있는 시대가 오면, 인간은 어디까지 바뀔 수 있을까?

4-1

바이오프린팅(bio-printing)
세포를 재료로 장기를 만들다

3D 프린팅(3D-printing)이 처음 세상에 등장했을 때 많은 사람들은 이 기술이 제조·건축·디자인 영역을 가장 크게 바꿀 것이라고 예상했다. 실제로 3D 프린팅은 공업의 패러다임을 바꾸었고, 시제품 개발 속도를 혁신적으로 단축시켰다. 하지만 시간이 지나면서 이 기술은 예상하지 못한, 그리고 가장 충격적인 영역으로 침투하기 시작했다. 바로 인간의 몸 내부로.

바이오프린팅(bio-printing)은 세포 자체를 "프린팅 재료"로 사용하는 기술이다. 플라스틱이나 금속 대신 줄기세포로 만든 바이오 잉크(bio-ink)를 층층이 쌓아 올리고, 이 세포들은 서로 결합하며 실제 살아 있는 조직으로 성장한다. 말 그대로 장기를 제작하는 기술이다. 지금 이 기술이 왜 혁명적이냐면, 이것은 장기를 "발견된 자연물"에서 "설계 가능한 엔지니어링 대상"으로 바꾸기 때문이다. 즉, 장기는 분석하고 관찰해야 하는 신비의 영역이 아니라, 설계하고 제작할 수 있는 구조물이 되어 가고 있다. 이 변화는 두 가지 거대한 전환을 의미한다.

1) 장기는 설계 가능한 구조물이 된다

과거 의학에서 장기는 주어진 형태였고, 우리는 그 구조를 이해하는 데에 집중했다. 하지만 바이오프린팅이 발전하면, 장기의 구조는 연구자가 설계할 수 있는 대상이 된다. 예를 들어, "혈류 흐름이 더 최적화된 간", "노화 저항성이 강화된 심장", "약물 처리 효율이 높은 신장" 등의 설계 자체가 가능해질 수 있다.

2) 환자 맞춤형 장기가 가능해진다

환자 자신의 세포로 바이오 잉크(bio-ink)를 만들어 장기를 제작하면 면역 거부 반응이 사실상 사라진다. 지금 장기 이식의 가장 큰 난관은 면역 거부 반응과 평생 면역 억제제 투약 부작용이다. 그러나 "본인 세포 기반 장기 제작"은 이 문제를 근본적으로 제거할 수 있다. 이미 연구실 단계에서는 심장 조직, 혈관, 피부, 연골, 간 소조직, 신장 조직 등이 프린팅되고 있다. 초기에는 단순 조직 중심이었지만 지금은 혈관 네트워크(vessel network)를 포함한 복합 장기 제작으로 방향이 이동하고 있다.

그리고 이 기술은 묻는다.

"생명은 더 이상 자연의 독점이어야 하는가?"

"생명은 설계 가능한 엔지니어링이 될 수 없는가?"

바이오프린팅은 인간이 생명을 바라보는 관점을 기술적 대상으로 이동시킨다. 생명을 보호해야 한다는 전통적 관점 너머에, 생명을 설계하고 보완하고 확장하는 미래의 관점이 열리고 있다.

오가노이드(organoid)
실험실에서 자라는 장기

바이오프린팅(bio-printing)이 장기를 "제작"하는 기술이라면, 오가노이드(organoid)는 장기를 "재현하고 성장시키는 기술"이다. 한마디로 말해서, 오가노이드는 시험관 속에서 자라는 미니 장기이다.

오가노이드는 줄기세포를 시험관 안에서 3차원 배양하여 만들어진 작은 장기 구조체다. 이 조그만 조직 덩어리는 눈으로 보면 아주 단순한 작은 덩어리처럼 보일지 모른다. 그러나 이 안에서는 우리가 상상하는 것보다 훨씬 놀라운 일이 벌어진다. 이 미니 장기들은 스스로 성장하며, 실제 인체 장기와 매우 유사한 기능을 수행하기 시작한다.

과거 생명의학에서 인체 장기를 연구하는 일은 매우 어려웠다. 실제 인체 장기를 그대로 가져와 연구하는 것은 거의 불가능했고, 동물 실험만으로는 사람의 장기 변화나 질병 진행을 정확하게 재현하기 어려웠다. 그런데 오가노이드 기술은 이 난제를 단숨에 돌파하는 새로운 길을 제시했다.

오가노이드는 인류에게 다음 두 가지 질문에 대한 정면 돌파 해답을 제공한다.

1) 장기는 어떻게 태어나는가?

오가노이드는 인체 발생 과정의 비밀을 실험실 안으로 가져온다. 세포는 단순한 물질 덩어리가 아니다. 그 안에는 스스로 조직화되고 기능을 배치하며 하나의 장기로 성장하려는 '내부 설계도'가 숨어 있다. 오가노이드는 그 과정을 직접 관찰하고 간섭하는 "실험 가능한 장기 탄생 모델"이다.

2) 질병은 어디에서 시작되는가?

오가노이드는 질병 연구에 있어 가장 정교한 시뮬레이션 도구다. 예를 들어 환자의 암세포를 이용해 암 오가노이드(cancer organoid)를 만들면 환자 맞춤형 항암제 테스트가 가능하다. 인체 안에서 어떤 약이 듣는지, 어떤 치료가 효과적일지를 미리 '시험관 안에서' 확인할 수 있다. 치매·파킨슨병 같은 신경퇴행성 질환 연구에서도 오가노이드 기반 연구는 빠르게 확장되고 있다. 앞으로 신약 개발 과정은 지금과 비교할 수 없을 만큼 빠르고 정밀해질 가능성이 높다. 오가노이드는 장기를 복제하는 기술이 아니다. 오가노이드는 "생명 생성의 메커니즘"을 해독하는 기술이다. 이 기술은 의학을 단순 치료 기술에서 생명 구조 분석 기술로 확장시키고 있다. 그리고 이 기술의 궁극적 의미는 이 한 문장으로 요약된다. 인간은 이제 생명이 어떻게 만들어지고 어떻게 무너지는지 실시간으로 관찰할 수 있는 시대에 들어섰다.

장기의 미래
부족에서 생산으로

20세기 의학의 가장 큰 혁신 중 하나는 장기 이식이었다. 장기 이식은 수많은 사람의 생명을 구했다. 그러나 그 과정에는 단 하나의 치명적 한계가 있었다.

장기는 항상 부족했다. 누군가가 죽어야 누군가의 생명을 살릴 수 있었다. 따라서 이식 의학은 언제나 희소성과 윤리적 부담 위에 서 있었다. 대기 명단은 늘 길었고, 그 명단 안에서 매년 수많은 환자들이 소리 없이 생을 마감했다.

하지만 바이오프린팅(bio-printing), 오가노이드(organoid) 기술이 동시에 발전하면서 의학은 역사상 처음으로 이 구조를 뿌리째 바꿀 수 있는 지점을 향하고 있다.

"장기를 기다리는 시대에서, 장기를 생산하는 시대로"

이 말은 단순한 프레이즈가 아니다. 정말로 의학의 방향이 이렇게 움직이고 있다. 이미 우리의 일상에서 일부 장기는 공업적 생산 체계 모델에 들어섰다. 인공 피부는 화상치료에 널리 사용되고 있다. 인공 각막은 시력을 잃은 사람에게 '다시 보는 경험'을 제공한다. 인공 간 조직은 신약 개발과 약물 독성 연구에 실질적으로 투입되고 있다. 심장 패치는 심근경색으로 손상된 부위를 재생하는 임상시험이 진행되고 있다.

이러한 흐름이 중요한 이유는 "인체 복제"의 개념이 아니라 "인체 생산"이라는 새로운 관점 때문이다. 과거에는 가능한 장기를 찾는 것이 문제였다. 미래에는 필요한 장기를 만들어 공급하는 것이 문제가 된다. 장기가 생산 가능한 품목이 되는 순간, 장기의 개념 자체가 바뀐다. 장기는 자연이 주는 운명적 자원이 아니라, 기술로 제조 가능한 생물학적 부품이 된다. 이것은 새로운 윤리, 새로운 경제, 새로운 정치 구조, 새로운 의료 시스템을 불러올 수밖에 없다. 우리는 인간의 몸을 처음부터 다시 정의하게 되는 지점에 도달하고 있다.

인간 예비 부품 시대가 온다

 장기를 제작할 수 있게 되면, 그다음은 무엇일까? 이 질문은 단순한 기술적 발전의 변화를 넘어 인간 존재의 구조적 변화를 이야기한다.

 미래의 어느 병원을 상상해 보자. 당신은 다가올 심장 수술을 앞두고 있다. 그러나 이식받을 심장은 "다른 사람에게서 얻은 것"이 아니다. 수술 3개월 전, 당신의 피부세포를 채취해 줄기세포로 되돌린 뒤, 그것을 바이오 잉크(bio-ink)로 만들어 "당신의 DNA로 제작된 심장"을 만들어 두었다. 수술 당일, 그 심장이 준비되어 있다. 이것은 이식이 아니라 "부품 교체"에 가깝다. 그 순간 인간의 신체는 더 이상 자연이 준 완제품이 아니라 교체 가능한 모듈 시스템이 된다. 그리고 이 변화는 개인의 삶을 근본적으로 바꾼다. 사람마다 자신의 세포로 만든 장기 예비재고를 보유할 수 있게 된다. 장기 고장이 "삶의 종결"이 아니라 "정비 일정"으로 인식될 수 있다. 나이 듦은 질병 누적의 결과가 아니라

"부품의 마모"로 볼 수 있게 된다. 이 시점에서 의료는 더 이상 "치료 기관"에 머물지 않는다. 의료는 "인간 유지·관리 산업"으로 확장한다.

그리고 이 흐름은 지금 이미 일부 형태로 현실 진입을 시작하고 있다.

신생아 때 줄기세포를 보관하는 세포은행 시장은 빠르게 성장하고 있다. 개인 맞춤 세포치료 회사들은 환자 고유의 세포 데이터 기반 모델을 세우고 있다.

장기별 바이오 잉크(bio-ink) 플랫폼 기업들이 실존하고 있으며, 초기 시장 경쟁이 이미 시작됐다. 장기 제작 기술이 산업화되고 플랫폼화되면, "개인별 장기 백업 옵션"은 미래 중산층 소비재 레벨로 내려올 가능성이 있다. 보험, 금융 상품, 국가 보건정책 모두 이 흐름을 따라갈 수밖에 없다. 우리는 이제 인간 신체 유지라는 주제를 "경제적 설계 가능한 서비스 영역"으로 받아들여야 한다.

생명 복원의 시대와
인간 본질의 변화

장기를 교체하는 기술은 인간을 구하는 기술일까, 아니면 인간을 바꾸는 기술일까? 이 질문은 앞으로 미래의학 전체의 윤리적 기준선을 결정하게 될 것이다. 우리는 지금 인류 역사에서 처음으로 죽음의 구조에 개입할 수 있는 기술을 손에 넣고 있다.

과거 수명은 장기 손상과 노화 속도라는 생물학적 한계에 의해 결정되었다. 그러나 장기 교체가 일상이 되고, 예비 장기 저장이 가능해지는 시대가 오면 수명은 기술적 조절 변수가 된다. 이 변화는 철학적으로 더 큰 질문을 만든다.

인간의 몸이 교체 가능한 부품으로 구성될 때, 인간은 여전히 '하나의 고유한 존재'로 정의될 수 있는가? 돈이 많은 사람만 수명이 연장되는 생명 불평등 시대는 어떻게 통제할 것인가? 의학의 목표는 질병 치료인가, 아니면 능력 향상(enhancement)인가? 우리는 결국 인간을

"업그레이드 가능한 종(species)"으로 재설계하고 있는 것인가?

기술은 언제나 질문보다 더 빠르게 달린다. 하지만 우리가 이 변화의 흐름을 올바르게 이끌기 위해 반드시 잊지 말아야 할 한 가지 원칙이 있다. 의학은 인간을 고치는 기술이면서 동시에 인간을 지키는 기술이어야 한다. 장기 프린팅(bio-printing), 오가노이드(organoid), 예비 장기 생산 시스템은 인류에게 새로운 가능성을 열었다. 이 기술들은 죽음의 구조를 느리게 만들고, 수명 연장과 생명 복원을 현실적인 목표로 만든다. 그러나 기술적 진보는 반드시 인간 존엄이라는 기준과 함께 가야 한다. 우리가 선택하는 방향이 인류 전체의 미래를 정의할 것이기 때문이다.

제5장

AI 의료혁명

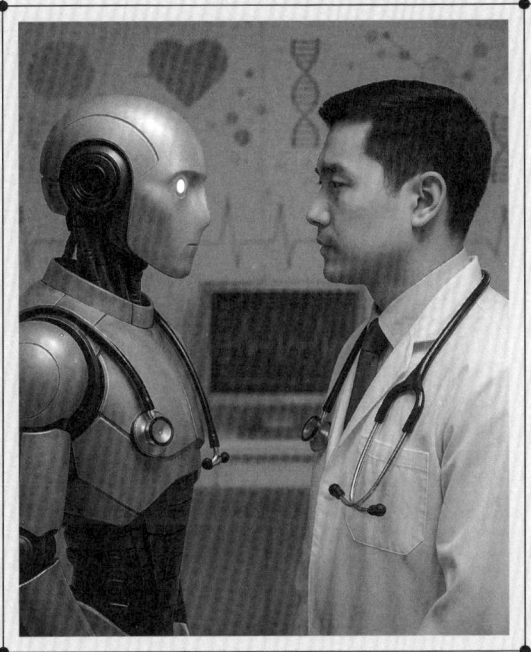

인공지능은 의사를 대체할 것인가

의학 역사에서 가장 오래된 적 중 하나는 오진이었다. 그리고 오진은 단순 실수가 아니다. 오진은 인간 지능의 한계, 시간 제약의 한계, 기억과 경험의 편향에서 생겨난 결과물이다.

의학은 과학이라고 말한다. 그러나 실제 진료 현장에서 의학은 종종 불확실성과 싸우는 기술이다. 같은 CT를 봐도 의사마다 해석이 다르고, 같은 환자를 보아도 치료 계획이 전혀 달라질 수 있다. 의학은 언제나 불완전한 정보 속에서 '최선의 판단'을 고르는 게임이었다. 그런데 지금, 이 게임의 룰을 뒤집는 존재가 나타났다. 바로 인공지능(AI, Artificial Intelligence)이다.

AI는 의료 데이터를 학습하고, 질병을 예측하고, 진단을 돕는다. 그리고 때로는 이미 많은 영역에서 인간 의사를 앞서기 시작했다. AI는 의료를 단순히 조금 더 편하게 만들어 주는 기술이 아니다. AI는 의료의 운영체제(OS, Operating System)를 바꿔 버리는 기술이다.

앞으로의 의료는 이렇게 재정의될 것이다. "의사의 감"이 우선이던 시대에서 "데이터 기반 지능(System Intelligence)"이 우선이 되는 시대로. AI는 의사를 보조하는 도구가 아니라, 의료 구조 자체를 재설계하는 문명 기술이다. 그리고 우리는 이 혁명의 한가운데에 서 있다.

AI 진단과 예측 의학
(predictive medicine)
질병보다 먼저 도착하는 의학

의학의 진단 과정은 오랫동안 "증상 이후"에 시작되었다. 통증이 발생하면 병원을 가고, 이미 손상이 진행된 후에 치료가 시작되었다. 그러나 AI 기반 의료는 이 순서를 근본적으로 전환시키고 있다. AI는 의료 영상(CT, MRI, X-ray), 혈액 바이오마커(biomarker), 유전체(genome), 생활 습관, 웨어러블(device) 데이터를 통합적으로 학습해 매우 초기 단계의 위험 신호를 감지한다. 의학의 패러다임은 지금 이렇게 바뀌고 있다. 발병 후 치료 → 발병 전 예측과 예방.

전 세계에서 이미 이런 변화가 현실화되고 있다. 구글 딥마인드(DeepMind)는 망막 사진으로 심혈관 위험을 예측하는 AI를 만들었다. 스탠퍼드 연구팀은 AI 폐암 탐지 모델에서 전문 의사를 능가하는 정확도를 입증했다. Tempus AI는 유전체 기반 암 예측 치료에서 환자 맞춤 약물 반응 예측을 이미 상업적으로 진행한다.

의학은 단순히 질병을 발견하는 학문이 아니라 미래 질병을 예측하는 학문으로 전환되고 있다. 이 변화는 단순히 효율 향상이 아니다. 시간에 개입하는 의학이다. AI는 현재의 상태를 해석하는 것이 아니라 미래의 상태를 미리 보여 준다. 그런데 여기서 근본적 질문이 생긴다.

환자를 진단하는 주체가 인간 의사가 아니라 알고리즘이 된다면 그 진단의 책임은 누구에게 있는가? 정답은 아직 없다. 예측 의학이 커질수록 의료는 과학만의 문제가 아니라 법과 윤리, 책임과 인간의 해석 문제가 된다. 이 변화는 인류가 처음 맞이하는 의료적 철학 질문이기도 하다.

5-2

수술 로봇(robotic surgery)과 자동화되는 외과
손기술의 시대는 끝나는가?

외과 수술은 오랫동안 인간 손기술의 정점이었다. 외과 의사는 미세한 차이를 손끝으로 느끼는 사람이고, 수술실은 인간 인지능력 + 기술 + 경험이 결합된 가장 인간 중심적인 공간이었다. 의료 분야 중 컴퓨터가 침투하기 가장 어려운 영역으로 여겨지기도 했다.

그러나 이제 이 영역의 "신성한 장벽"에 AI 기반 수술 로봇이 들어오고 있다. 다빈치 수술 로봇(Da Vinci)은 처음엔 단지 수술 동작의 정밀함을 높이는 장치였다. 하지만 AI가 결합되면서 상황은 달라졌다. AI는 수술 전 수백 장의 영상에서 절개 경로(optimal incision route)를 계산한다. AI는 수술 도중 실시간 영상 분석으로 출혈 위험을 사전에 감지한다. 로봇은 사람의 손이 구현할 수 없는 수준의 안정성과 반복 정밀도를 구현한다.

과거 외과는 손기술 중심의 "예술"이었다. 미래 외과는 데이터 기반의 자동화 프로세스 엔지니어링이 된다. 이미 자율 뇌수술 로봇(ROSA), 척추 수술 로봇(Mazor)은 특정 술기에서 인간을 능가하는 정확도를 보고하고 있다. 그리고 이 흐름은 단순히 기술 발전이 아니라 외과 의사의 정체성 변화를 예고한다.

- 과거: 의사가 수술하고 기계가 보조했다.
- 현재: 기계가 수술하고 의사가 감독한다.
- 미래: 기계가 수술을 전부 수행하고, 의사는 의학 전략가 역할을 수행한다.

외과 의사의 가치는 '손기술'이 아니라 '수술 전략을 설계하는 능력'으로 이동한다. AI는 "칸막이 영역"에서 인간을 밀어내는 것이 아니라 인간이 하던 일을 시스템 단위로 재구조화하고 있다.

디지털 의사(digital physician)와 가상 의료 시스템
병원은 공간이 아니라 네트워크가 된다

의료는 오랫동안 "장소 기반 산업"이었다. 환자는 병원이라는 구조물 안에 와야 진료를 받을 수 있었다. 그러나 AI 의료 시대에는 의료는 공간을 떠난다. 이제 의료는 병원이 찾아오는 형태가 된다. 환자는 집에서 스마트워치, 센서, 웨어러블 기기로 혈압, 심박수, 산소포화도, 수면 질을 측정한다. 이 데이터는 실시간으로 클라우드 의료 서버와 연동된다. AI는 데이터를 분석해 진단 초안(diagnostic suggestion report)을 생성한다. 의사는 최종 승인자이자 인터프리터(Interpreter)로 역할을 전환해 간다. 즉, 환자는 병원에 오지 않아도 병원 시스템은 24시간 환자를 관측하고 있다. 의료는 직접 대면이 아니라 지능형 의료 네트워크 기반의 실시간 운영 서비스가 된다. 미래의 병원은 하나의 건물(Building)이 아니라 끊임없이 연결된 시스템(System)이다.

의사의 역할도 이에 따라 재구조화된다. 의사는 모든 지식을 머리에 넣는 존재가 아니라 AI, 글로벌 데이터베이스, 임상 AI 연구 시스템에 "접속해 해석하는 존재"로 이동한다. 환자도 의료 서비스의 소비자가 아니라 자신의 건강 데이터를 실시간으로 관리하고 조정하는 능동적 참여자로 바뀌어 간다. 의료는 단순히 병을 고치는 기술이 아니라 삶 전체에 접속해 있는 지능형 건강 운영체제가 된다.

5-4

인공지능은 의사를 대체할 것인가
질문의 틀 자체를 바꿔야 한다

AI 의료혁명에서 가장 많이 던져지는 질문은 단 하나다.

"AI가 의사를 대체할 것인가?"

표면적으로 보면 그 답은 "그럴 수도 있다"이다. AI는 영상판독, 병리조직 슬라이드 분석, 심박 패턴 기반 심장질환 예측 등에서 이미 인간 의사를 능가하는 사례들이 계속 발표되고 있다. 그리고 AI는 쉬지 않고, 피로가 없고, 기억이 퇴색되지 않는다. 의료 역사에서 의사의 고유 영역이 도구에게 이 정도 비율로 침범된 적은 없었다. 그러나 이 질문은 잘못 설계된 질문이다. 정확한 질문은 이렇게 바뀌어야 한다.

"AI는 의사의 어떤 기능을 대체하고, 어떤 기능은 절대 대체하지 못하는가?"

AI가 잘하는 영역은 이미 명확하다.

- 패턴 분석(pattern detection)
- 위험 예측(risk prediction)
- 일관성 유지
- 반복 정밀도

AI는 질병을 다루는 데 특화된다. 그러나 의사는 '인간'을 다룬다. 의학은 절대로 숫자와 수치만으로 설명되지 않는다. 한 환자의 치료 결정은 "질병의 상태"만으로 결정되지 않는다. 그 사람의 가족, 생애 목표, 경제적 여력, 가치관, 삶의 의미, 두려움, 믿음 등 수많은 요소들이 함께 엮여서 결정된다. 인간 의사는 숫자만 보는 존재가 아니라 인간이라는 복합 존재 전체를 해석하는 존재다.

AI는 의사를 대체하지 못한다. 그러나 AI를 사용할 줄 모르는 의사는 AI를 사용하는 의사에게 대체될 것이다. 이 문장이 정확한 진실에 더 가깝다.

인간 의사의 미래
의사는 사라지지 않는다, 그러나 진화한다

AI 의료혁명은 의사의 종말을 의미하지 않는다. AI 의료혁명은 의사의 진화를 의미한다. 미래의 의사는 단순한 기술자(worker)가 아니다. 미래의 의사는 의료지식과 알고리즘을 연결해 환자를 더 멀리·더 넓은 스케일에서 안내하는 헬스 내비게이터(health navigator)가 된다.

의사의 능력은 손기술이 아니라 설계 능력, 해석 능력, 의미 구축 능력으로 이동한다. AI는 의사에게 두 가지 새로운 임무를 만든다. 기술 사용의 기준을 정하는 역할과 인간의 가치를 지켜 내는 역할이다.

앞으로 의사는 AI로 인해 효율과 정확도를 얻는 동시에 AI가 만들어 내는 의료 결정의 윤리·철학적 균형 추가 검증자가 된다. 다시 말해 AI 시대의 의사는 환자의 "건강 항해자"이자 "인간성 보호자"이다.

AI 시대의 의학, 인간의 존엄을 위한 기술이어야 한다.

AI는 의료 역사상 가장 강력한 기술적 전환점이다. 진단 방식이 바뀌고, 수술실의 권력 구조가 재편되고, 병원의 개념이 공간에서 네트워크로 이동한다. AI는 의료를 더 빠르게 만들고 더 정확하게 만들 것이다. 하지만 AI가 가져오는 가장 중요한 변화는 의료가 인간의 존엄을 더욱 깊이 생각하게 만든다는 점이다. 기술이 인간보다 더 빠르게 질병을 본다고 해서 "인간"이 사라지는 것은 아니다. 의학은 결국 인간을 위한 기술이다. AI는 의학을 돕는 기술이다. 그리고 의사는 그 중간에서 미래의 방향을 설계하는 존재가 된다.

제6장

나노의학과 정밀치료

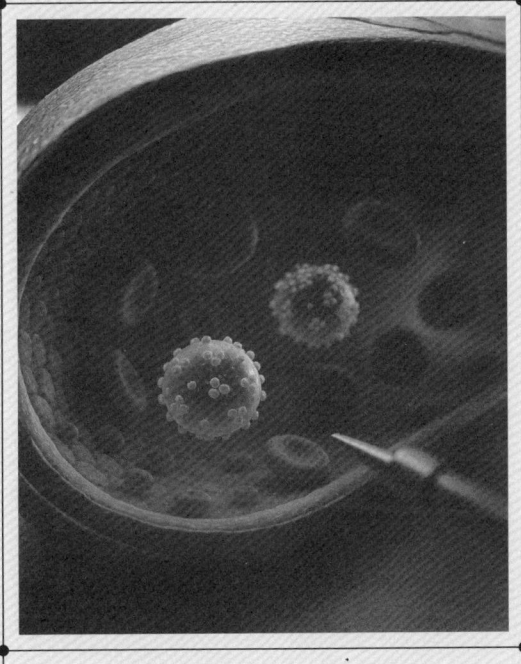

몸속에서 작동하는 의사들

의학은 오랫동안 인간의 몸을 눈으로 확인할 수 있는 단위로 바라보며 발전해 왔다. 장기, 조직, 세포. 외과의는 칼을 들고 장기를 절제하거나 봉합했고, 내과의는 혈액과 영상검사 데이터를 바탕으로 치료 전략을 세웠다. 그런데 이제 의학은 또 한 번의 경계를 넘어가고 있다. 그 새로운 경계는 나노(Nano), 즉 세포보다 더 작고 원자 세계에 가까운 차원이다.

눈에 보이지 않는 초미세 입자들이 혈관을 타고 인간의 몸속을 자유롭게 이동한다. 그들은 단순한 물질이 아니라, 목적을 가지고 작동하는 치료 엔진이 된다. 인체 내부에서 병소를 직접 탐색하고, 필요한 순간에만 치료 신호를 작동시키는 시대가 열리고 있다.

나노의학(Nanomedicine)은 의학의 중심을 "몸 밖에서 치료하는 시대"에서 "몸 안에서 치료하는 시대"로 이동시키는 기술이다. 그리고 그 변화는 단순한 기술 혁신의 차원이 아니라 의학의 철학 자체를 바꾸는 혁명이다.

나노 약물 전달 시스템
부작용 없는 치료를 향하여

항암 치료를 떠올리면 대부분의 사람들이 "독하다", "힘들다", "버텨야 한다"는 이미지를 떠올린다. 그 이유는 명확하다. 기존의 항암 약은 암세포만 공격하지 않는다. 치료는 암과 정상세포를 함께 공격하는 거대한 폭격과 같았다.

하지만 나노 약물 전달 시스템(Nano Drug Delivery System)은 이 패러다임을 바꾸고 있다. 나노 크기의 운반체(Carrier) 안에 항암제를 담아, 혈관 속을 이동시키며 목표한 조직에 도달할 때까지 약물을 방출하지 않고 기다리는 치료 기술이다. 마치 몸속을 항해하는 "지능형 치료 캡슐"과 같다. 이 캡슐은 특정 단백질 또는 특정 암세포의 표면 리셉터(Receptor)를 감지하고 정확한 위치에 도착했을 때 약물을 풀어낸다.

이 치료 방식의 가장 큰 차별점은 다음 한 문장으로 요약된다. "약을 온몸에 뿌리지 않고, 필요한 곳에만 정확히 투입한다." 이 기술이 완성될수록 항암 환자가 고통으로 울부짖는 장면은 점점 사라질 것이다. 앞으로 항암치료는 인간이 견뎌야 하는 고통이 아니라, 인간에게 "조용히 작동하는 정밀치료"로 바뀌게 된다.

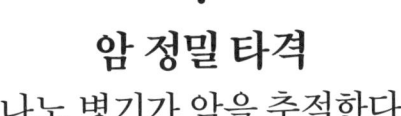

6-2

암 정밀 타격
나노 병기가 암을 추적한다

인류가 암과 싸우기 시작한 지는 오래되었다. 하지만 지금까지의 암 치료는 "발견된 암을 공격한다"에 가까웠다. 수술은 눈에 보이는 덩어리를 제거하고, 항암제는 온몸에 퍼져 정상세포까지 희생시키며 작용했다. 즉, 치료는 늘 거대한 희생을 감수하는 전쟁이었다. 나노의학(Nanomedicine)은 이 전쟁의 방식을 완전히 바꾸고 있다. 이제 치료는 사냥처럼 정교하게 설계된다. 암세포만 찾아내고, 암세포만 공격한다. 그리고 그 과정은 인체 내부에서 조용히, 은밀하게 실행된다.

1) 나노 항암제(Nano-anticancer drug) - 암세포를 특정하는 분자 열쇠

암세포는 정상세포와 달리 표면에 특정 단백질·당질 패턴(Receptor pattern)을 가진다. 나노 항암제는 이 패턴에 반응하는 리간드(Ligand)를 결합시켜 암세포만 "특정 표식(target)"으로 인식한다. 약물은 혈관에서 떠다니다가 해당 표면 패턴과 만났을 때만 결합하고 약물을 풀어낸다. 마치 정확한 열쇠를 가진 택배가 정확한 집 앞에서만 문을 열어주는 것과 같다.

2) 스마트 나노 입자(Smart Nano Particle) - 암세포 환경을 감지하는 센서

암 조직은 정상조직보다 훨씬 더 산성(pH가 낮음)이다. 스마트 나노입자는 이 미세한 화학 환경 차이를 감지해 정확히 암 조직에 들어왔을 때 약물을 활성화한다. 정상조직에서는 아무 일도 일어나지 않는다. 이것은 치료의 타겟팅(targeting)을 한층 더 정교하게 만든다.

3) 광열 나노치료(Photothermal Nanotherapy) - 빛으로 암을 태우는 기술

특정 금속 나노입자(Gold Nano Particle)는 특정 파장의 빛을 흡수했을 때 열을 발생시키는 특성을 가진다. 의사는 레이저(Laser)를 쏘아 빛을 전달하고, 나노입자는 암세포 내부에서만 국소적으로 가열되어 암을 파괴시킨다. 전신 부작용 없이, 몸속 깊은 곳에서 암을 정밀 타격하는 방식이다.

4) 면역 나노치료(Immune Nanotherapy) - 재발까지 차단하는 전략

암 치료의 가장 큰 난제는 치료 이후의 재발이다. 면역 나노치료는 나노입자가 면역세포의 암 추적 능력을 강화해 치료가 끝난 뒤에도 암세포 잔존군을 지속적으로 감시하도록 만든다.

　즉, 나노의학은 단순히 암을 제거하는 기술이 아니라 "암이 다시 자라지 못하도록 생명 내부에 감시체계를 심는 기술"로 확장되고 있다. 이러한 나노 기반 암 정밀 치료 기술은 치료의 전 과정을 하나의 일관된 알고리즘으로 바꾸고 있다. 탐지 → 추적 → 타격 → 제거 → 재발 차단. 과거의 의학이 암을 수술로 제거하는 기술이었다면, 미래의 의학은 암을 정밀 추적하여 무력화시키는 기술이 될 것이다.

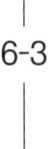

체내 데이터 수집 마이크로 로봇
몸속을 탐사하는 의학

의학은 언제나 '정보(Information)'로 진단해 왔다. 그러나 지금까지 우리가 얻어 온 정보의 대부분은 모두 몸 밖에서 채취한 간접 정보였다. 혈액검사, 영상검사, 청진, 조직검사…. 모든 의학적 판단은 결국 몸 바깥에서 읽어 낸 신호를 기반으로 해석하는 방식이었다. 하지만 나노의학의 시대에는 의학이 몸 내부를 직접 탐사하는 방식으로 진화하기 시작한다.

1) 마이크로 로봇(Micro-robot)의 등장

나노 크기 또는 마이크로 크기의 의료 로봇은 혈관과 조직 사이를 실제로 이동하며 데이터를 실시간으로 수집한다. 이 로봇들은 단순한 센서 집합체가 아니라 진단 + 치료가 결합된 체내 의료 플랫폼(In-body medical platform)이다. 이 로봇은 다음과 같은 기능을 수행한다.

- 암세포 또는 감염 부위 주변의 미세 환경을 스캔
- 그 자리에서 약물을 직접 방출
- 혈중 산도(pH), 포도당 농도(Glucose level), 산소포화도(O_2 saturation) 등 실시간 바이오 메트릭(Biometrics) 분석
- 조직 미세 손상 부위의 재생 촉진

이 기술은 어느 순간 단순한 진단 도구가 아니게 된다. 이 기술은 "내부에서 치료 전략을 스스로 수정하는 자율 치료 시스템"으로 발전할 것이다.

2) 이동 방식의 진화

체내 로봇은 단순히 떠다니는 것이 아니라 물리적 자극과 물질적 반응을 이용해 이동 경로를 설정한다.
- 자기장(Magnetic Field)을 이용한 방향 제어
- 초음파(Ultrasound)를 이용한 위치 추적
- 특정 화학 반응을 이용한 조직 표적 유도

이 로봇들은 몸속 깊은 곳에서도 정확히 목적지를 찾아간다. 그리고 중요한 점은 이 로봇들은 몸속에서 스스로 분해되도록 설계될 수 있다는 점이다. 치료가 끝나면 체외로 배출되거나 생체 내에서 안전하게 소멸된다.

미래에 마이크로 로봇은 검진을 대체할 수도 있다 오늘날 우리가 받는 건강검진은 모두 "외부에서 읽는 진단"이다. 하지만 미래의 검진은

이렇게 말하게 될 것이다. "로봇 투입하겠습니다." 내시경이 필요 없는 시대. 조직검사 없이도 실시간 진단하는 시대. 바늘로 혈액을 빼내지 않아도, 몸속에서 실시간으로 데이터가 흐르는 시대. 이 로봇은 '몸 내부에서 수집되는 초정밀 데이터'가 진단의 표준이 되는 새로운 의료 구조를 만들 것이다.

초정밀 치료 시대
의학은 더 이상 추측하지 않는다

의학은 오랫동안 확률(Probability)의 학문이었다. 같은 병명이라도 어떤 사람은 반응하고 어떤 사람은 반응하지 않는다. 어떤 사람은 치료 도중 부작용이 생기고 어떤 사람은 아무렇지 않다. 그래서 지금까지의 의학은 항상 "대다수에게 효과가 있었던 치료법"을 표준치료로 삼아 왔다.

하지만 나노의학은 AI, 디지털 바이오(Digital Bio), 유전체 분석(Genomic Analysis) 기술과 결합하면서 이 확률 기반 의료를 빠르게 종식시키고 있다. 치료는 개개인을 향해 정밀하게 최적화되는 방향으로 이동하고 있다. 이제 치료는 한 사람 단위로 맞춤화(Personalization)된다.

1) 초정밀 치료(Precision Treatment)의 핵심 변화
- 질병 예측의 방식이 달라진다

개인의 유전자 구조, 단백질 패턴, 세포 환경을 기반으로 "어떤 약물이 어떻게 반응할 것인지"를 사전에 시뮬레이션할 수 있다. 즉, 약을 써보기 전에 부작용 발생 가능성까지 예측할 수 있다.

- 치료의 범위가 좁아진다

나노 약물은 암세포·질병조직·이상 조직 등 특정 영역에서만 작동한다. 과거에는 심장, 간, 신장 등 전신기관 모두가 부작용 위험에 노출되었지만 미래에는 특정 세포 영역에서만 치료가 작동한다.

- 치료 후 경과를 실시간으로 모니터링한다

체내 로봇과 나노 센서가 실시간 데이터를 보내 주기 때문에 치료 중간에 약물 용량을 조정하거나, 조직 재생 속도에 맞춰 치료 스케줄을 개별적으로 최적화할 수 있다. 즉, 치료의 방향은 "정확히 그 사람의 회복 속도에 맞추는 방식"으로 변화한다.

2) 의학의 새로운 표준: 개개인을 기준치로 삼는다

이제 의학은 군집(population)의 통계 평균을 기준으로 삼는 시대에서 한 명의 개인을 기준으로 삼는 시대로 이동하고 있다. 환자 데이터 → 비정상 패턴 분석 → 질병 예측 → 치료 스케줄 → 재발관리. 이 전체 흐름이 한 사람만의 데이터로 구축된다. 이것은 의학에서 정밀함과 효율성, 예측력이 극적으로 상승하는 변곡점이다.

3) 이 변화가 의미하는 의료의 미래

인간의 치료는 더 이상 "대부분 사람에게 효과적이었던 방식"을 택하는 선택이 아니다. 앞으로의 치료는 "정확히 그 사람에게 최적으로 설계된 방식"이 된다. 의학이 추측하지 않는 시대, 의학이 오류를 줄여가는 시대, 의학이 개인을 기준으로 삼는 시대, 이 시대가 바로 나노의학이 여는 초정밀 치료의 시대이다.

6-5

나노의학이 여는 시대
생명 제어의 문을 두드리다

나노의학은 단순히 한 단계 높은 치료 기술이 아니다. 이 기술은 생명 시스템 자체를 설계하고 조절할 수 있는 능력으로 확장된다. 이 변화가 의미하는 미래는 매우 크다. 나노의학은 질병 치료를 넘어 노화 역행(Anti-aging), 장기 재생(Organ Regeneration), 암의 완전한 관리, 그리고 궁극적으로 인간 능력 향상(Enhancement)까지 연결되는 기술적 축을 형성한다.

인간은 생명을 조절하는 단계로 들어서고 있다. 우리 몸속에 유전자-세포-분자 네트워크가 어떻게 작동하는지 알고 그 미세한 작동축들을 나노 단위에서 조절할 수 있게 된다면 인류는 질병을 '진행을 지켜보는 존재'가 아니라 '질병을 운영하고 제어하는 존재'로 변하게 된다. 이것은 인류가 처음 경험하는 의료 패러다임이다. 의학은 더 이상 치료 중심의 기술이 아니라 생명 프로세싱 기술(Life Processing

Technology)이 된다.

그러나 질문도 함께 커진다.

- 우리는 인간의 몸을 어디까지 수정할 수 있는가?
- 질병 치료와 인간 능력 향상의 경계는 어디인가?
- 생명을 설계할 수 있는 시대가 오면 인간 존엄은 어떤 방식으로 정 의해야 하는가?

나노의학은 인간에게 강력한 힘을 제공하는 동시에 철학과 윤리에 근본적인 질문을 던진다. 기술은 생명을 구할 수 있다. 하지만 방향을 잃은 기술은 생명의 의미 자체를 흔들 수 있다.

우리가 지금 목격하고 있는 변화는 단순한 의학 발전이 아니다. 이 것은 "의학은 몸 밖에서 치료한다"는 수백 년간의 규칙이 무너지는 현 장이다. 앞으로의 의학은 몸속에서 작동한다. 몸속에서 직접 탐색하 고, 직접 분석하고, 직접 치료한다. 나노의학은 의학의 중심을 외부에 서 내부로 이동시키며 우리에게 완전히 새로운 미래 의학의 방향성을 제시한다. 그리고 이 기술은 곧 의료의 기본 언어가 될 것이다.

가까운 미래에 의사는 이렇게 말할 것이다. "나노 치료 모듈을 활성 화하겠습니다." 그 순간, 치료는 조용하게 체내에서 시작될 것이다. 그 치료는 고통 대신 정밀함을 남기고, 두려움 대신 예측 가능성을 남 기며, 확률 대신 개인을 기준으로 삼는 새로운 의학의 질서를 확립할 것이다.

제7장

디지털 트윈과
메타버스 헬스케어

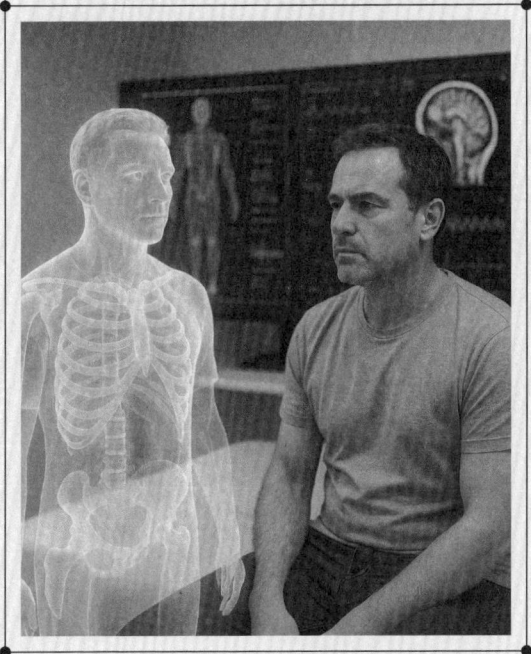

의료의 공간을 해체하다

의학은 오랫동안 현실 세계의 몸을 직접 다루는 기술이었다. 환자는 병원이라는 건물로 이동해야 했고, 의사는 그 건물 안에서 그 몸을 직접 마주해야 했다. 우리는 의료란 "같은 장소에 있는 두 사람이 만들어 내는 행위"라고 믿어왔다. 이 믿음은 너무나 자연스러워서, 그것을 의심해 본 사람조차 없었다.

그러나 의료는 지금 다른 문으로 들어가고 있다. 마치 우리가 사는 세계가 단층 구조가 아니라, 갑자기 2층·3층으로 확장되는 느낌이다. 보이지 않는 또 하나의 현실이 생기고, 그 현실 안에 "또 하나의 나"가 만들어지는 시대.

코로나 팬데믹은 이 전환을 강제로 가속했다. 병원문이 닫히는 순간 의료는 정지했고, 환자가 이동할 수 없을 때는 생명조차 지키기 어려워졌다. 전 세계는 처음으로 의료가 "장소"에 묶여 있는 것이 얼마나 위험한지를 목격했다.

이 사건은 의학에게 하나의 결론을 가져왔다. 의료는 공간 중심으로 설계된 한계를 반드시 넘어야 한다. 앞으로의 의료는 더 이상 "어디에서 치료가 이루어지는가"가 핵심이 아니다. "어떻게 연결되느냐"가 핵심이 된다.

병원이라는 공간, 국가라는 경계, 의료 인력의 지리적 분포, 이동 가능한 환자의 물리적 한계. 이 모든 전제가 해체되는 순간, 의료는 새로운 질서를 가진다. 그 새로운 질서를 만들어 내는 기술이 바로 디지털 트윈과 메타버스 헬스케어다.

의료는 왜 물리적 한계를
넘으려 하는가?

병원은 인류 문명에서 가장 중요한 건축물 중 하나였다. 그곳은 생명을 고치는 장소이자, 과학과 기술, 경험이 축적되는 연구소였다. 하지만 병원이라는 공간은 동시에 의료의 최대 약점이었다.

전 세계는 고령화 속도에 적응하지 못하고 있고, 전문 인력과 의료 인프라는 수요만큼 확장되지 않는다. 대도시와 지방, 선진국과 개발도상국의 의료격차는 더 심화된다. 팬데믹이 만들어 낸 "접근 불가=치료 불가" 경험은 사람들에게 각인시켰다. "의료가 공간에 묶여 있는 한, 인류는 반복적으로 취약해진다."

그래서 의료는 프레임을 바꾸기 시작한다. 환자가 병원을 찾아가는 구조가 아니라 의료가 환자에게 찾아가는 구조로. 그리고 그 변화는 단순한 원격진료의 확장이 아니라 "몸을 다른 공간으로 옮기는 기술"로 확장된다. 디지털 트윈은 환자를 디지털 세계로 확장시키는 기술이고, 메타버스 헬스케어는 의료 행위 자체를 현실 밖으로 이동시키는 기술이다. 즉, 의료는 이제 물리적 세계에서 데이터 기반 세계로 옮겨간다. 장소 기반 산업에서 연결 기반 산업으로 탈바꿈하고 있다.

디지털 트윈
인간의 두 번째 몸이 만들어지다

디지털 트윈이라는 개념은 원래 항공우주 산업에서 출발했다. 로켓·항공기·엔진·발사체 등 실제 기계를 가상에서 그대로 복제한 뒤 현실에서 위험한 실험을 하기 전에 디지털 쌍둥이에서 먼저 시뮬레이션을 하는 기술이었다.

이 기술이 인간에게 적용되는 순간, 의학은 완전히 다른 단계로 넘어간다. 디지털 트윈 헬스케어란 사람에게 두 번째 몸이 생기는 기술이다. 현실의 육체와 병원에서 만나는 몸이 아니라, 데이터로 구성된 또 하나의 살아 있는 신체. 이 디지털 몸은 3D 이미지나 CT 모델 수준이 아니다.

유전 정보, 생체 신호, 생활 습관 패턴, 약물 반응, 만성질환의 진행 속도뿐 아니라 심장 박동의 변화, 수면의 질, 스트레스 반응 같은 "보이지 않았던 나의 내면 역학"까지 통합한 살아 있는 모델이다.

의학은 지금까지 결과를 예측하는 산업이었다. 치료를 한 뒤, 그 결과를 관찰하고, 다음 환자에게 더 나은 선택을 하려 했다. 하지만 디지털 트윈 시대에는 순서가 반대로 바뀐다.

먼저 디지털 몸에서 치료 결과를 시험하고, 그 후 가장 좋은 선택만 현실에서 실행한다. 마치 영화 속에서 수십 개의 선택 시나리오가 동시에 펼쳐지고, 가장 생존율이 높은 미래 타임라인을 선택하는 것과 같다.

예를 들어 심장 치료를 준비하는 과정에서 수술 경로 · 기구 조작 · 약물 조합을 현실의 환자에게 적용하기 전에 디지털 심장에서 먼저 시도해 본다. 실수의 비용은 디지털 세계에서 소모되고 현실의 몸은 최적의 선택만을 받는다. 이것은 의학이라는 기술의 본질을 다시 묻는 질문이다. 진짜 치료는 환자를 만난 순간 시작되는 것이 아니라, 그 이전에 이미 시작되는 시대. 이제 의료는 "예측의 예술"이 아니라 "검증된 결과 중 최적의 것을 선택하는 기술"이 된다.

가상 임상시험과 AI 신약 개발
약은 데이터에서 태어난다

신약 하나가 세상에 등장하기까지 걸리는 시간은 평균 10~15년이다. 그리고 대부분은 도중에 사라진다. 작은 실패가 아니라 수천억, 수조 원의 비용과 함께 사라진다.

의학은 늘 이렇게 "실험실에서 시작해서 환자한테 확인하는 구조" 위에 존재해 왔다. 그러나 디지털 트윈이 만들어 낸 두 번째 몸, 그리고 메타버스 기반의 가상 환경에서 이 구조는 완전히 뒤집힌다. 가상 임상시험은 실제 환자 데이터로 학습된 AI 알고리즘이 "디지털 환자 집단"을 만들어 약물 반응을 테스트하는 방식이다.

이 디지털 환자들은 평균적인 가상의 인물이 아니다. 서로 다른 유전자, 서로 다른 생활 습관, 서로 다른 질병 패턴을 가진 현실적인 수십만 명의 사람과 거의 가까운 데이터적 복제체다. 이들의 몸에서 먼저 실험을 한다. 실패는 이 세계에서 모두 소비된다.

현실의 임상시험은 "합격한 후보 약물"만 들고 시작하면 된다. 가상 임상시험의 이점은 단순히 시간 단축이 아니다. 희귀 질환처럼 환자 모집 자체가 어려운 경우에도 연구가 가능해진다. 고위험 약물 후보를 초기 단계에서 미리 제거할 수 있다. 특정 유전자 변이를 가진 집단만을 대상으로 정밀한 임상 설계가 가능해진다.

여기서 AI는 더 이상 "약 후보를 찾는 보조"가 아니다. AI는 직접 새로운 분자를 설계하고, 질병을 겨냥하는 약물 알고리즘을 만든다. 미래의 신약은 실험실에서 발견되는 것이 아니라 "데이터에서 생성되는 시대"로 이동한다.

의학은 이제 묻는다. 질병이란 특정 물질을 찾아 제거하는 문제인가? 아니면 특정 알고리즘을 설계하여 병의 흐름을 바꾸는 문제인가?

7-4

메타버스 원격 수술과 의료 교육
외과의가 세계 어디에 있어도
상관없는 시대

외과 수술은 의료의 가장 "장소 종속적" 기술이었다. 외과 의사는 환자의 피부를 손으로 만지고, 직접 장기를 보고, 도구를 조작하며 수술을 수행해야 했다. 수술실은 의료에서 가장 신성한 물리 공간이었다.

그러나 수술조차 공간을 벗어나고 있다. 초저지연 통신 기술, 정밀 수술 로봇, 의료 AI 보조 시스템, 그리고 실감형 가상인터페이스가 결합되면서 수술은 "현장의 손기술"에서 "연결 기반의 원격 지능"으로 이동하고 있다. 이미 실제 사례는 등장했고, 앞으로 더 많아질 것이다.

상위 1% 외과 의사가 특정 병원에 상주할 필요가 없는 시대. 그들은 글로벌 네트워크 안에서 가장 중요한 케이스만 선택적으로 운영할 수 있다. 의료 역량은 이제 "주소"가 아니라 "접속성"이 된다. 이 변화는 교육의 본질도 바꾼다. 의학교육은 오랫동안 견습 방식이었다. 선배 의사의 손을 옆에서 보며 익히는 기술. 그러나 가상 수술 시뮬레이션과 디지털 환자 기반 훈련은 의사가 위험 없는 환경에서 수백 번, 수천 번의 케이스를 경험하도록 한다.

실패는 학습 자원이 되고 환자의 고통은 디지털 세계에서 사라진다. 경험의 축적은 더 이상 실제 환자를 희생시키지 않는다. 의료의 공간은 더 이상 수술실 안에 갇혀 있지 않다. 의료는 네트워크상에서 작동하는 "접속 가능한 시스템"이 되어 가고 있다.

디지털 휴먼 시대의 윤리
데이터는 새로운 생명이다

디지털 트윈이 고도화되면 디지털 신체는 단순한 데이터가 아니라 "존재"에 가까워진다. 여기서부터 윤리 문제가 시작된다. 디지털 몸을 해킹당한다면 그것은 정보 도난이 아니라 미래의 치료 옵션 자체가 변조되는 문제이다.

보험사는 디지털 트윈 기반 질병 발생 위험 데이터를 보험료 책정에 활용할 수도 있다. 그것은 태어나기 전부터 미래 건강 리스크 기반으로 경제적 차별을 설계할 수 있는 시대가 온다는 의미다.

의료 의사 결정권 또한 재편될 수 있다. 디지털 트윈이 나보다 먼저 진단을 내린다면 의료 결정권은 누구에게 있어야 하는가? 더 극적인 질문도 있다. 육체가 죽은 뒤에도 디지털 자아가 계속 작동할 수 있다면, 그 존재는 무엇이라고 정의해야 하는가? 죽은 뒤에도 디지털 트윈이 남아 자녀의 질병 위험 계산에 활용되거나 후배 의사의 교육 자료로 사용될 수 있다. 그 순간 인간은 "죽음 이후에도 의료적으로 작동하는 존재"가 된다.

따라서 미래 의료에서 가장 중요한 경쟁력은 기술 개발 속도가 아니라 "인간을 어디까지 인정할 것인가"에 대한 철학과 윤리 기준의 확립이 될 것이다. 디지털 헬스케어는 기술 발전의 영역이 아니다. 존재론과 생명 정의의 문제이다.

의료는 어느 순간 '현실 밖'에서 태어난다.

우리는 지금까지 의료를 의사와 환자가 한 장소에서 만나는 과정이라고 믿어왔다. 그러나 이제 의학은 또 하나의 질문을 던진다. "의료는 정말 현실 세계에서만 이루어져야 하는가?"

디지털 트윈은 의학의 출발점을 현실에서 데이터 세계로 옮겼다. 메타버스 헬스케어는 치료 행위 자체를 현실 밖으로 확장하고 있다. 이 둘이 결합되면 의료는 물리 세계와 디지털 세계 사이를 자유롭게 왕복하는 산업이 된다. 현실 세계의 몸은 더 이상 의료의 전부가 아니다. 데이터 세계에 존재하는 또 하나의 나, 그리고 그 디지털 나의 상태 변화가 현실 치료를 선행하는 중심 근거가 된다. 의학은 "치료를 실행하는 산업"에서 "치료를 미리 검증한 뒤 선택하는 산업"으로 옮겨 가는 중이다.

미래의 병원은 무엇이 되는가? 미래의 병원은 더 이상 거대한 건물이 아니다. 병원은 이제 다음 3가지로 정의될 것이다.

1) 데이터가 정밀하게 흐르는 인프라

환자의 실시간 데이터, 유전체, 약물 반응, 생활 정보가 통합된 연속 시계열.

2) 디지털 트윈이 작동하는 시뮬레이션 센터

현실에서 치료하기 전, 모든 가능한 치료 선택지가 가상에서 실험되는 곳.

3) 글로벌 메디컬 네트워크의 접속 노드

가장 뛰어난 의사가 전 세계의 특정 케이스에 연결되는 곳.

미래 병원은 "물리적 장소"가 아니라 의료 알고리즘을 실행하는 플랫폼이 된다. 의사의 역할은 어떻게 바뀌는가? 의사는 이제 "현장에서 손을 움직이는 기술자"가 아니라 현실과 가상을 함께 해석하여 최적의 선택을 내리는 의료 시나리오 설계자가 된다. 디지털 트윈으로 수백 번의 시나리오를 보고 메타버스에서 원격으로 수술을 실행하고 AI가 설계한 약물 알고리즘을 선택하여 처방한다.

의사는 그 모든 과정에서 "생명과 존재의 기준"을 지키는 최종자 역할을 담당한다. 기술이 치료를 확장시키고 데이터가 예측을 정교하게 만들고 AI가 약을 설계하더라도 인간의 가치를 지키는 최종 책임은 인간에게 있다.

의료는 경계를 넘어간다.

디지털 트윈과 메타버스 헬스케어는 의료를 물리적 세계에 묶어 두던 마지막 사슬을 끊고 있다. 의료는 장소를 벗어나고, 국가를 벗어나고, 시간의 제약마저 벗어난다. 그리고 결국 "현실과 디지털이 연결된 거대한 의료 생태계" 위에서 작동한다.

의료는 이제 질문을 바꿔야 한다. "이 기술이 얼마나 정교한가?"가 아니라 "이 기술이 인간을 어디까지 지키는가?" 미래의 의학은 기술 경쟁이 아니라 철학과 윤리, 그리고 인간 존엄을 지키는 기준 경쟁이 될 것이다.

공간을 해체한 의료는 인간이라는 존재를 더 깊이 이해하기 위한 여정이다. 이제 의학은 눈앞에 있는 몸만 보지 않는다. 그 몸이 가진 미래, 그 존재가 가진 가능성까지 본다. 미래의 의료는 현실 밖에서 열린다.

제8장

뇌와 의학

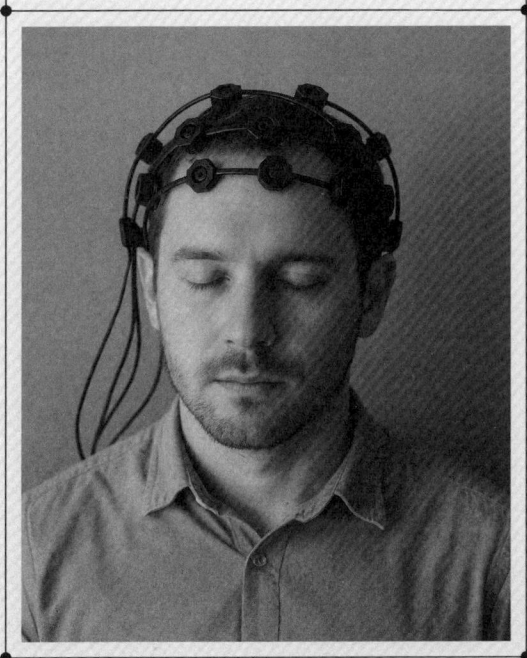

BCI가 여는 인간 확장

의학의 역사는 인간의 몸을 해석하는 과정이었다. 우리는 심장을 펌프처럼 다뤄도 된다는 것을 깨닫는 데 수백 년이 걸렸다. 신장이 제 기능을 하지 못해도 투석장비로 생존을 유지할 수 있다는 사실도 결국 의학의 축적된 기술이 만들어 낸 결과다. 폐 기능, 간 기능 역시 부분적으로는 대체 가능한 수준까지 올라왔다. 인류는 점차 몸이 가진 구조적 한계를 "기술적 설계 영역"으로 이동시키는 데 성공해 왔다. 그러나 단 하나의 영역만큼은 아무도 손댈 수 없는 마지막 금단의 장벽이었다.

뇌.

8-1

뇌는 인간 그 자체다

나는 미래의학을 연구하면서 가장 크게 깨달은 지점이 바로 이것이었다. 의학은 결국 신체 부품을 대체하는 기술의 싸움이 아니라, 인간이라는 존재의 본질이 무엇인가를 정의하는 과정이었다. 심장이 멈추면 인공펌프(Artificial Heart)로 연결해 살릴 수 있다. 폐 기능은 ECMO(체외막산소공급장치) 장비로 대체할 수 있고 간 기능 역시 인공간(Artificial Liver) 연구는 계속 진전되고 있다.

그러나 뇌는 달랐다. 뇌는 단순한 신체 장기의 하나가 아니라 의식, 감정, 기억, 판단, 욕망, 선택, 개성 즉 "나를 나로 규정하는 정보 그 자체"가 이곳에서 만들어진다. 뇌를 바꾼다는 것은 "사람 자체를 바꾼다"는 의미와 같다. 그래서 뇌는 그동안 인류가 끝내 손대지 못한 채 남겨둔 최후의 영역이었다.

그러나 지금 그 금단의 영역이 열리고 있다. 지금 인류가 향하고 있는 방향은 유전체(Genome), 단백질, 세포, 장기 수준을 넘어 신경 정보(Neural Information) 그 자체를 기술로 다루는 단계다. 그리고 그 문을 연 기술이 바로 **뇌-컴퓨터 인터페이스(BCI, Brain-Computer Interface)** 이다.

BCI는 뇌의 전기 신호를 직접 읽어 디지털 신호로 변환하거나, 반대로 인위적 전기 자극으로 뇌의 특정 회로를 활성화시키는 기술이다. 즉 "생각"을 컴퓨터 입력으로 직접 전송할 수 있게 되는 것이다.

과거에는 우리가 누군가에게 의사를 전달하기 위해 반드시 언어, 제스처, 손가락, 글쓰기 같은 "물리적 표현 경로"를 거쳐야만 했다. 그러나 BCI는 이 과정을 제거한다. 생각 → 바로 디지털 명령. 나는 이것이 단순한 기술 혁신이 아니라 "인간 진화 방식의 업그레이드"라고 본다.

뇌를 다룬다는 것은 인간의 정체성을 다룬다는 것.

뇌는 단순히 신체 제어 센터가 아니다. 인간의 기억, 감정, 가치관, 성격, 철학적 방향성까지 모든 것이 이곳에서 형성된다. 그래서 지금까지 의학은 뇌 손상 치료조차 매우 소극적이었다. 회복이 어렵다고 생각했고, 접근 자체가 위험하다고 여겨졌다.

그런데 이제 우리는 뇌 회로를 읽고, 분석하고, 자극해서 보완할 수 있게 되고 있다. AI(인공지능) 기술, 신경과학(Neuroscience), 나노소재(Nanomaterials), 양자수준 신호처리(Quantum Signal Processing), 초미세 전극(Micro Electrode). 이 기술들이 한 지점에서 만나며 인류는 처음으로 "뇌를 데이터로 이해하고 개입하는 시대"를 맞고 있다.

우리는 이제 더 이상 뇌를 불가침 영역으로 두지 않는다. 우리는 뇌를 열고, 읽고, 수정하고, 확장하려 하고 있다. 나는 이것이 미래의학의 가장 거대한 분기점이라고 확신한다. 왜냐하면 이것은 더 이상 "질병 치료"의 기술 진화가 아니기 때문이다. BCI는 인간 능력 자체를 재설계하고 확장하는 기술이다. 즉, 인간이라는 종 자체를 기술적으로 다시 디자인하는 첫 관문이다.

뇌-컴퓨터 인터페이스
(BCI, Brain-Computer Interface)의 원리

BCI의 등장은 의료라는 영역을 완전히 다른 방향으로 이동시키고 있다. 재생의학이 몸을 복구하고, 나노의학이 세포 내부를 정밀 제어하고, 디지털 트윈이 두 번째 신체를 구축했다면, BCI는 이제 인간의 "내부 OS" 자체를 직접 다루는 기술이다. 나는 이것이 의료기술의 최종 스테이지 중 하나라고 본다. 왜냐하면 이 기술이 다루는 대상은 신체의 부품이 아니라 인간 존재의 프로토콜이기 때문이다.

BCI 기술은 어떻게 작동하는가? 뇌는 매 순간 전기 신호를 쏟아 낸다. 우리가 이미지를 떠올릴 때, 단어를 생각할 때, 감정을 느낄 때, 의사결정을 할 때, 그 모든 순간에 신경세포들은 전기 신호를 주고받는다. BCI는 이 전기 신호의 패턴을 읽고 컴퓨터가 이해할 수 있는 형태로 변환한다. 즉 생각 → 데이터 변환 경로를 만든다. BCI는 크게 두

종류로 나누어진다.

1) 비침습(Non-invasive) 방식

두개골을 열지 않고 뇌파(EEG), 근적외선 뇌혈류 측정(fNIRS) 등으로 뇌 신호를 측정한다. 안전성과 접근성은 높지만 해상도와 정밀도는 제한적이다. 그러나 이 방식은 웨어러블 형태로 일상 의료 시장까지 확장될 가능성이 높다. 집중력 측정, 감정 기반 UX(User Experience), 신경재활 등에서 이미 상용화 초기 단계의 응용들이 등장하고 있다.

2) 침습(Invasive) 방식

두개골을 열고 뇌 속으로 초미세 전극(Microelectrode)을 직접 삽입하는 방식이다. 위험 부담은 크지만 정밀도는 지금까지 나온 어떤 방식보다 월등하다. 현재까지 가장 극적인 혁신 사례들은 대부분 침습 방식에서 탄생했다. 완전 사지마비 환자가 생각만으로 커서를 이동시키고 문장을 입력하는 사례들이 대표적이다.

나는 향후 20년 동안 이 두 방식은 서로 보완관계로 발전하며 의료, 산업, 감각증강, 인지능력 확장 분야 전체를 동시에 열어갈 것이라고 예상한다.

3) 이미 뛰어든 기업들 - 그리고 그들의 의도

이 분야는 단순한 바이오 벤처 영역을 넘어서 거대 기술자본이 직접 진입한 경쟁 구도로 이미 넘어가고 있다.

- Neuralink(뉴럴링크, Elon Musk가 공동 설립)

- Synchron(신크론)

- Blackrock Neurotech(블랙록 뉴로테크)

- Precision Neuroscience(프리시전 뉴로사이언스)

이 기업들의 목표는 단순히 신경재활과 의사소통 회복이 아니다. 이들은 "뇌와 디지털 네트워크 직접 연결 시대"를 선점하겠다는 의도를 가지고 있다. 나는 이 지점이 인류에게 굉장히 중요한 철학적 시그널이라고 본다. 이들은 의료시장에서 끝내지 않으려 한다. 이들은 "인간의 인지 능력 자체를 확장 가능한 기술"로 만들려고 한다. BCI 기술이 열어 주는 미래는 "질병 치료"에서 "기능 업그레이드"로 자연스럽게 이동할 것이다.

4) BCI가 바꾸는 인간의 행동 방식

우리가 지금까지 살던 방식은 생각 → 언어/행동 → 전달 → 반응이라는 느린 과정이 필요했다. 그러나 생각이 곧바로 디지털 입력이 되는 순간 인간의 행동 롤백 시간이 극적으로 짧아진다.

예를 들어 보자. 말을 하지 않아도 명령을 내릴 수 있고, 손을 움직이지 않아도 기계를 움직일 수 있고, 물리적으로 글자를 쓰지 않아도 문장이 생성될 수 있다. 만약 이 기술이 충분히 민감한 디코딩 수준에 도달한다면 우리는 "표현"이라는 행위를 거의 하지 않아도 되는 사회로 갈 수 있다.

나는 이것이 인류 사회성 구조 자체를 바꾸는 지점이라고 본다. 의사소통 방식이 바뀌면 감정 구조, 사회적 관계, 조직 구조, 지식 전송 방식, 교육 방식까지 모두 바뀐다. 즉 BCI는 단순히 치료 기술이 아니라, 인간 행동 및 사회의 operating model 자체를 바꾸는 기술이다.

8-3

기억 복구, 의식 확장,
인지 강화의 시대

BCI가 가진 진짜 임팩트는 "능력 복구"에서 끝나지 않는다. 나는 이것이 결국 능력 확장과 능력 설계의 영역으로 이동할 것이라고 본다.

1) 기억 복구의 시대

지금까지 기억 상실은 의학이 가장 무력한 영역 중 하나였다. 알츠하이머 환자, 교통사고, 뇌졸중 등으로 기억이 사라져 버린 사람들에 대해 우리는 거의 아무것도 할 수 없었다. 그러나 USC(남캘리포니아 대학교) 연구팀은 해마(Hippocampus)의 기억 부호화 알고리즘을 모델링하여 디지털 기억 보조 회로(Memory Prosthesis)를 실험 단계에서 구현하기 시작했다.

이것은 "과거 기억을 떠올리는 기술"이 아니라 기억 형성 자체를 보정하고 증폭시키는 기술이다. 기억은 더 이상 유한 자원이 아닐 수 있다. 나는 이것이 가장 조용하게 시작되지만, 가장 강력한 정신적 혁명을 일으키는 기술이 될 것이라고 본다. 기억을 보완한다고 해서 단순히 뇌 질병을 치료하는 수준이 아니라, 개인이 가진 사고력·지식 축적 프레임을 기술적으로 확장시키는 것이기 때문이다.

2) 의식의 표현 확장

이미 Neuralink(뉴럴링크) 임상 피험자들이 생각만으로 화면 커서를 움직이고 생각만으로 문장을 입력하는 사례가 나온 상태다. 하지만 나는 이것이 시작에 불과하다고 생각한다. 기존에는 의사소통 능력은 혀·후두·호흡근·근육이라는 물리적 구조에 의존했다. 그러나 BCI 기술이 충분히 정교화된다면 우리는 "물리적 언어 발화 시스템"에서 벗어날 수 있다.

뇌는 생각을 만든다. BCI는 그 생각을 디지털로 가져온다.

이 둘 사이의 과정을 압축하는 순간 인간의 의사소통은 완전히 새로운 형태로 재탄생한다. 나는 이것이 단지 장애인의 의사소통 복원만이 아니라 모든 인간의 의식 표현 채널을 확장시키는 과정이라고 본다.

3) 인지능력의 직접 강화(가장 논쟁적인 영역)

미래의학이 진짜로 뜨거워지는 지점은 바로 이 영역이다. 군사 연구, 교육 연구, 산업 최적화 연구 분야에서는 이미 특정 전자 자극을 사용하여 집중력, 학습 속도, 문제 해결 능력, 창의적 사고 회로 등을 직접 강화하는 실험이 진행되고 있다.

약물 기반의 인지 조절 시대에서 신경 회로 기반의 직접 인지 조절 시대로 옮겨 가고 있는 것이다. 이 영역이 열리는 순간 치료와 향상의 경계는 기술적으로 구분이 불가능해진다. 그리고 그 순간 우리는 인간을 인간답게 만드는 정의 자체를 새로 규정해야 한다. 나는 이 장면에서 미래 의학의 방향성과 윤리, 철학, 인간학이 한 지점에 교차할 것이라고 본다.

뇌는 데이터가 된다. 의료는 혈액, 심장, 유전체(Genome), 호르몬 정보를 디지털화해 왔다. 그러나 이것은 시작이었다. 다음 단계는 인간의 가장 핵심적이고 가장 민감한 데이터 뇌 데이터(Neural Data)이다. BCI가 대중화되면 감정 상태, 선호, 의도, 스트레스 반응, 집중 상태, 심리 패턴까지 뇌 내부의 정보들이 디지털 신호로 계량화될 수 있다. 이것은 단순한 건강 데이터가 아니다. 이것은 정체성 데이터다. 그리고 나는 이 지점에서 가장 큰 위험성과 가장 큰 가능성이 동시에 존재한다고 생각한다.

뇌 데이터 시대의 도래

뇌 데이터의 주인은 누구인가? 나는 미래 의학의 가장 큰 경쟁이 의료 기술의 경쟁이 아니라 신경 정보 주권(Neural Data Sovereignty)을 둘러싼 경쟁이라고 본다. 유전체 데이터보다 더 깊고, 신용 정보보다 더 직접적이고, 심리 패턴보다 더 근본적인 정보. 그것이 뇌 데이터다.

만약 특정 기업이 뇌 데이터를 독점하게 된다면 무엇이 가능한가? 잠재적 소비 선택 설계, 감정 조절 알고리즘, 정치적 성향 유도, 사회 통제 모델 구축. 그 어떤 기술보다 뇌 정보는 인간 내부에 직접 접근한다. 그래서 나는 미래 의료정책, 법률, 국제 규범의 핵심 전장은 유전체 데이터보다 뇌 데이터가 될 가능성이 높다고 본다.

1) 인간 정체성의 재정의

BCI 기술이 기억을 복구하고 편집할 수 있게 되면, 인간의 정체성은 더 이상 고정된 것이 아니다. 업데이트 가능한 구조가 된다. 감정도 조절할 수 있고 인지능력도 조절할 수 있고 새로운 감각을 추가하는 것도 가능해질 것이다. 인간은 더 이상 "주어진 생물학적 조건"에 의해 규정되지 않는다. 인간은 선택한 설계에 따라 스스로 변할 수 있는 존재가 된다. 나는 이 지점에서 인간이라는 존재가 가진 철학적 의미가 바뀐다고 본다. 우리가 단순히 질병을 치료하는 기술을 발명하는 것이 아니라 인간이라는 구조 자체를 수정할 수 있는 기술을 만들고 있기 때문이다.

2) 미래 의학의 마지막 질문

우리는 지금까지 질병을 치료하기 위해 의학을 발전시켜 왔다. 그러나 BCI는 치료를 넘어 진화의 방향을 선택하는 기술이다. 이 기술은 인간의 한계를 확장하고, 인간 능력 자체를 수정하고, 인간의 존재론 자체를 다시 쓰게 만드는 기술이다. 그래서 나는 미래 의학의 마지막 질문이 결국 이 한 문장으로 귀결된다고 생각한다.

"인간은 어떤 존재로 진화할 것인가?"

그리고 그 답은 BCI 기술이 어떤 방향으로 사용될 것인가에 따라 전혀 다른 세계를 만들 것이다.

제9장

수명 연장과 노화 치료

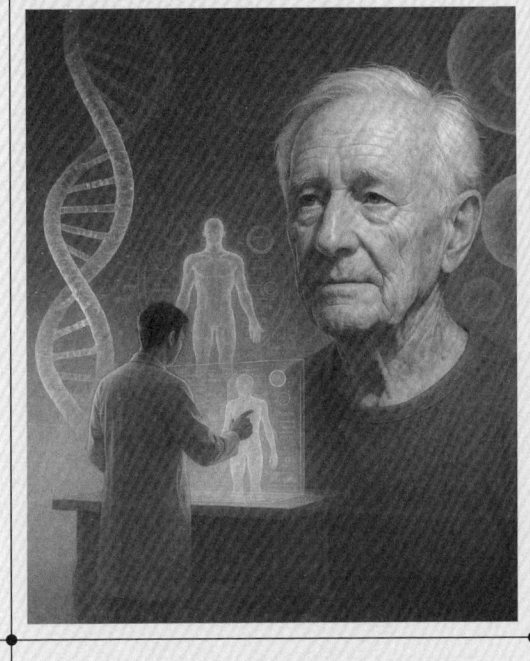

인간은 얼마나 더 살 수 있는가

노화도 치료의 영역이다

우리는 너무 당연하게 "사람은 늙는다"고 말해왔다. 그리고 그 당연함을 의심하지 않았다. 노화는 자연의 질서였고, 신의 영역이었다. 의학은 이 영역을 거의 다루지 않았다. 왜냐하면 노화란 시간의 흐름이 만들어 내는 피할 수 없는 침식으로 여겨졌기 때문이다. 그러나 지금, 그 전제가 흔들리고 있다. 나는 이 장을 쓰면서 매우 강하게 느낀다. 의학은 이제 생명을 연장하는 기술을 넘어, 노화를 치료하는 기술에 도달하고 있다. "왜 병이 생기는가"에서 "왜 늙는가"로….

20세기 의학은 질병과 싸우는 역사였다. 결핵을 다뤘고, 패혈증을 다뤘고, 암을 다뤘고, 심장질환을 다뤘다. 질병 하나하나를 상대하는 기술이 발전한 시대였다. 그러나 감염병이 통제되고, 급성 사망이 줄고, 인간이 오랫동안 생존하는 능력을 확보하게 되자 질문이 바뀌기 시작했다. "병을 어떻게 고칠까"에서 "왜 늙는가"로.

노화는 단순한 외형 변화가 아니다. 노화는 "생명 시스템의 회복 능력"이 서서히 붕괴되는 과정이다. 그리고 현대 의학은 이 과정을 세포, 분자, 시스템 수준에서 분석하기 시작했다. Harvard Medical School(하버드 의대)의 David Sinclair(데이비드 싱클레어) 연구팀은 이렇게 말한다. "노화는 질병이며, 그렇기 때문에 치료할 수 있다." 이 한 문장은 노화의 철학을 완전히 바꾸는 선언과 같다.

노화는 시간의 결과가 아니다. 과거에는 늙는다는 것이 시간이 쌓이는 자연 결과라 생각했다. 그러나 지금 노화 연구는 분명하게 말한다. 노화는 시간의 결과가 아니라 손상 누적과 회복 실패의 결과다. 즉, 시스템 오류다. 그리고 오류는 수정 가능하다.

나는 이 관점을 받아들이는 순간, 미래 의학의 방향이 명확해진다고 느꼈다. 노화를 이해한다는 것은 질병의 근원부(根源部)를 이해한다는 뜻이다. 심장병, 치매, 파킨슨병, 암, 골관절염, 면역노화, 근감소증…. 이 모든 질환은 노화라는 "상위 시스템 오작동" 위에서 발생한다.

그렇다면 결론은 하나다. 노화를 늦추거나 되돌릴 수 있다면, 개별 질병은 전체 패키지로 함께 약화될 수 있다. 이제 의학은 "질병의 치료"가 아니라 "노화의 치료"라는 새로운 패러다임으로 이동하고 있다. 우리는 지금 그 문 앞에 서 있다.

- Buck Institute for Research on Aging(벅 연구소)

- Altos Labs(알토스 랩스)

- Calico(칼리코)

- Harvard Medical School Sinclair Lab(하버드 싱클레어 연구실)
- MIT Conboy 연구팀
- Unity Biotechnology(유니티 바이오테크놀로지)···

전 세계에서 노화 자체를 직접 겨냥하는 연구들이 병렬적으로 폭증하고 있다. 이 기업과 연구센터들의 공통된 목표는 하나다. "늙는다는 생물학적 과정 자체를 개입 가능한 기술 영역으로 전환한다." 이것이 가능해지는 순간, 수명은 '운명'이 아니라 '설계 변수'가 된다. 우리는 지금 인류 역사에서 처음으로 "얼마나 오래 살 것인가"를 기술적으로 선택할 수 있는 시대의 초입에 서 있다.

9-2

노화의 분자적 본질
세포는 왜 늙는가

노화의 핵심은 "세포 안정성과 에너지 통제력의 상실"이다. 겉으로 보이는 주름, 근육 약화, 기억력 저하, 면역 기능 저하는 모두 표면적 '현상'일 뿐이다. 그 내부에서는 분자 레벨에서 거대한 균열이 진행되고 있다.

1) 텔로미어 단축(Telomere Shortening)

염색체 끝을 보호하는 텔로미어는 세포 분열이 반복될 때마다 짧아진다. 세포가 더 이상 분열할 수 없게 되는 지점이 찾아오는 순간 그 세포는 기능을 잃은 노화세포(Senescent Cell)로 전환된다. 텔로미어는 생명 시계 타이머라고 부를 수 있다. 그리고 이 시계는 개입 가능한 지점이다. 텔로머레이즈(Telomerase) 활성, 텔로미어 복구 전략은 이미 연구에서 성과가 나오고 있다.

2) 미토콘드리아 붕괴(Mitochondrial Dysfunction)

미토콘드리아 DNA는 손상을 받으면 복구 효율이 매우 떨어진다. 노화가 시작되면 이 손상 누적 속도는 회복 속도를 초과한다. 전신 에너지가 줄고 → 활성산소(ROS)가 증가하고 → 추가 손상을 가속한다. 노화는 미토콘드리아라는 "에너지 엔진"이 붕괴하는 과정이기도 하다.

3) NAD$^+$ 고갈(NAD$^+$ Decline)

NAD$^+$는 DNA 복구, 염증 조절, 미토콘드리아 기능 유지에 필수적이다. 나이가 들수록 NAD$^+$ 농도는 급격히 감소한다. 이 감소는 단순한 생화학적 변화가 아니라 세포의 "생명 유지 시스템 전반이 무너지는 시작점"이다.

4) 유전체 불안정성(Genomic Instability)

DNA는 하루에도 수만 번 손상된다. 노화는 이 손상 관리 능력이 무너진 상태다. 암이 노화에서 발현율이 급증하는 이유도 정확히 여기 있다. 노화는 DNA 정보의 노이즈가 증가하고 정합성이 무너지는 과정이다.

5) 단백질 항상성 붕괴(Loss of Proteostasis)

세포 내부의 단백질 접힘 · 정리 · 폐기 시스템은 나이가 들며 고장이 난다. 이를 대표적으로 보여 주는 영역이 뇌다. 잘못 접힌 단백질이 뭉치고(aggregation), 그 뭉침이 신경세포 회로를 망가뜨리는 속도가 빨라진다. 이 다섯 가지 축은 각자 독립적으로 작동하지 않는다. 서로 피드백 루프를 형성하며 전체 시스템을 붕괴시키는 방향으로 상호 증폭한다.

나는 이 지점에서 노화의 본질을 이렇게 정의한다. 노화란 생명 시스템의 자기 복원 알고리즘이 임계점을 넘어서며 붕괴하는 거대한 시스템 오작동이다. 그리고 중요한 메시지는 이것이다. 이 오작동은 개입 가능한 메커니즘이다. 노화는 단순한 운명이 아니라 치료 가능한 생물학적 프로세스다.

노화 치료 기술
인간 기능을 되돌리는 시대

의학은 이제 노화를 늦추는 시대를 지나, 노화를 직접 치료하는 시대로 진입하고 있다. 과거에는 질병 하나하나를 적으로 삼았다. 그러나 지금 연구자들은 그 적이 따로 존재하는 게 아니라 "노화라는 상위 고장"에서 모든 질병이 파생된다는 사실을 확신하고 있다. 그래서 미래 의학은 개별 질병 치료보다 노화의 메커니즘 자체를 되돌리는 쪽으로 이동한다. 왜냐하면 이 방식이 훨씬 더 효율적이고 근본적이기 때문이다.

1) 유전자 리프로그래밍(Genetic Reprogramming) - 세포 시간을 되돌리다

노화 연구의 혁명은 야마나카 신야가 발견한 OSKM 인자다. 성숙한 세포의 운명은 고정된 것이 아니라 초기 상태로 되돌릴 수 있다는 사실. 이것은 생명과학의 법칙을 재정의한 발견이었다. 현재 연구의 방향은 전체 리프로그래밍이 아니라 부분적 리프로그래밍(Partial Reprogramming)이다. 세포의 정상 기능을 유지하면서 생물학적 시간을 되돌리는 기술. 이 방식은 암 발생 위험을 최소화하면서 노화를 역전시키는 전략을 가능하게 만든다. 이 연구는 Altos Labs(알토스 랩스), Calico Life Sciences(칼리코 라이프 사이언스), 하버드 의대 싱클레어 연구팀(Harvard Sinclair Lab) 등에서 가장 공격적으로 진행 중이다.

2) 세놀리틱스(Senolytics) - 고장난 세포를 제거하는 약

노화 세포는 단순히 기능을 잃은 세포가 아니다. 이 세포는 주변 세포에 염증을 유도하는 화학 신호를 발산하며 다른 세포까지 함께 망가뜨린다. 세놀리틱스 약물은 이 노화 세포만 선택적으로 제거한다. Unity Biotechnology(유니티 바이오테크놀로지)의 임상은 관절 기능 개선, NASH 개선 신호, 인지 개선 가능성을 보여 주고 있다.

세놀리틱스는 "노화 치료 분야의 항생제(antibiotics)의 역할"을 맡게 될 기술이라는 평가가 많다. 50년 전 항생제가 세상을 바꿨다면 앞으로 20년은 세놀리틱스가 노화 치료를 바꾸게 될 것이다.

3) NAD⁺ 회복 치료 - 세포 에너지 시스템 복원

NAD^+는 세포 에너지 메타볼릭 허브다. NAD^+가 무너지면 생체는 전 영역에서 "전원 부족"에 빠진다. 기억 저하, 근력 약화, 면역력 붕괴, 치매 리스크 증가가 전부 여기에 연결된다. 그래서 현재 산업에서

NMN, NR 같은 전구체를 활용한 NAD⁺ 회복 전략이 가장 빠르게 대
중 시장으로 확산되고 있다. 이 기술은 단순 건강보조 개념이 아니라
노화 시스템 속도를 직접 늦추는 개입에 가깝다.

이제 노화는 단순히 "늦추는 기술"이 아니라 되돌리는 기술로 진입
하고 있다. 내가 이 장에서 독자에게 전달하고 싶은 메시지는 명확하
다. 노화 치료는 가능해지고 있다. 그리고 그 속도는 우리가 생각한 것
보다 훨씬 빠르다.

9-4

인간은 150세를 살게 될까
수명 확장의 한계는 어디인가

오랫동안 생물학자들은 인간의 최대 수명을 약 120세 전후로 설정해 왔다. 그러나 그 가설은 지금 빠르게 무너지고 있다. 왜냐하면 그 가설은 "노화를 기술적으로 통제할 수 없다"는 전제 아래에서만 유지되는 값이었기 때문이다. 노화가 생물학적으로 조절 가능한 프로세스라면, 수명은 고정된 상수가 아니라 조절가능한 변수(variable)가 된다.

텔로미어 조절 기술, 미토콘드리아 기능 복구, NAD^+ 대사 최적화, 노화세포 제거 기술, 그리고 부분적 리프로그래밍(Partial Reprogramming)의 임상 적용…. 이 기술들이 조합적 형태로 인간에게 적용되기 시작할 때 수명 확장은 개별 기술이 아닌 시스템 업그레이드 형태로 작동한다.

하버드 의대의 데이비드 싱클레어는 이렇게 말한다. "노화는 reset 가능한 시스템이다." MIT, 스탠퍼드, 벅 연구소, 알토스 랩스, 칼리코 라이프 사이언스 등 전 세계 연구기관이 수명 연장을 "현실적인 기술

목표"로 보고 있다. 일부 연구진은 이론적으로 150세는 가능하다고 말한다. 나는 이것이 단순히 가능성 논의가 아니라 이미 기술적 방향성이 그쪽으로 수렴하고 있는 흐름이라고 본다.

수명이 150세가 되는 사회를 상상해 보자. 사람은 3~4번의 직업 생애를 경험하고 교육의 역할은 평생 재설계 기반으로 변하며 의료는 질병 치료가 아니라 "기능 유지 인프라 산업"으로 전환되고 보험과 연금 시스템은 완전히 다른 수학 모델을 필요로 하게 된다. 즉, 수명 연장은 단순히 시간이 늘어나는 문제가 아니라 사회 구조 전체를 다시 설계하는 문제다.

그리고 한 가지 더 중요한 지점. 노화 기술의 형평성 문제는 생명 격차를 만든다. 수명이 100세에서 150세로 확장되는 세계에서 "누가 먼저 이 기술에 접근하는가"는 인류 역사상 가장 극단적인 계층 분화를 만들어 낼 수 있다. 과거에는 부가 물질적 격차였다면 미래에는 시간의 격차가 부의 격차가 된다.

나는 이것이 미래 정책, 의료, 금융, 철학 전체를 관통하는 가장 중요한 국제 아젠다가 될 것이라고 생각한다. 그러나 한 가지는 명확하다. 노화는 기술적으로 개입 가능한 영역으로 들어왔다. 그리고 이 흐름은 되돌릴 수 없다. 이제 미래 의학의 경쟁은 "누가 병을 가장 잘 치료하는가"가 아니라 누가 가장 먼저 노화를 치료 가능한 질환으로 전환시키는가의 경쟁이다.

Healthspan
더 오래가 아니라 더 젊게 사는 기술

수명 연장이라는 단어는 사람들에게 매혹을 준다. 그러나 나는 현실 진료실에서 수많은 사람을 보면서 더 본질적 한 가지를 느낀다. 오래 사는 것보다 중요한 것은 "젊게 사는 시간의 길이"다. 이제 노화 연구의 중심축은 lifespan(전체 수명)이 아니라 healthspan(건강하게 살 수 있는 시간)이다. 사람이 100세, 120세, 150세를 살아도 그 긴 시간 대부분을 침대 위에서 보내야 한다면 그것은 생명의 승리가 아니라 생명의 질식이다. 그래서 미래 노화 의학은 이렇게 작동할 것이다.

- 40대 → 노화 바이오마커 분석
- 50대 → 미토콘드리아 기능/면역 기능 보강 치료
- 60대 → 세포회복 기반 재생 치료(Stem-cell 기반 조직 복원)
- 70대 → 부분적 리프로그래밍(Partial Reprogramming)을 통한 생체 시계 역전 기술 적용

이것은 공상과학이 아니라 이미 연구실과 초기 임상에서 움직이고 있는 방향성이다. 병원은 "병이 생기면 가는 공간"이 아니라 노화를 관리하여 수명을 설계하는 곳으로 바뀔 것이다.

시간의 의미는 무엇인가?

의학은 수명을 늘릴 것이다. 기술은 노화를 되돌릴 것이다. 그리고 우리는 더 오랫동안 젊게 살 수 있게 될 것이다. 그러나 마지막 질문은 과학이 아니라 인간에게 남는다. 우리는 왜 오래 살고 싶은가? 그리고 그 시간은 무엇을 위해 쓰일 것인가? 나는 미래의학이 인간에게 더 많은 시간을 줄 것이라고 확신한다. 하지만 그 시간을 어떤 삶으로 채울지는 우리에게 달려 있다.

인간 수명 확장은 자연의 섭리를 거스르는 일이 아니다. 인간은 언제나 생명 시간을 확장하려고 노력해 왔다. 다만 이제 우리는 그 시간을 "고통 없는 시간", "젊은 시간", "기능이 유지되는 시간"으로 바꿔 낼 수 있는 기술을 가지게 되는 순간에 도달하고 있다.

미래 의학은 인간을 오래 살게 만드는 의학이 아니라, 인간을 더 '완전하게' 살게 만드는 의학이다. 그리고 그 진입점이 바로 노화 치료다.

제10장

시각의 미래의학

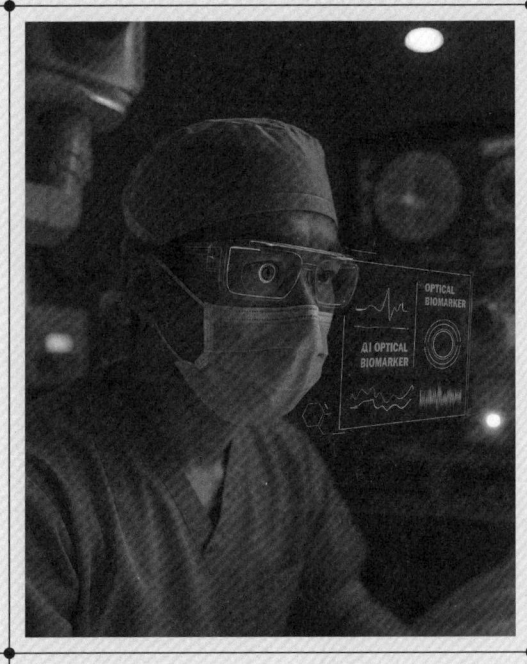

인간 감각을 재설계하다

시각은 단순한 감각이 아니다. 시각은 인간이 세상과 연결되는 방식이며, 인간의 정체성을 구성하는 핵심 언어다. 나는 오랜 시간 진료실에서 환자들과 마주하며 이 사실을 반복해서 확인해 왔다. 시력을 잃고 어둠 속으로 들어가는 환자는 "보이지 않는다"는 사실 때문만이 아니라, 세계와 나 사이의 연결선이 끊어진다는 절대적 상실감을 경험한다. 그들은 사물을 볼 수 없음보다, 자신의 방향성을 잃어버렸다는 감각을 두려워한다. 어느 날 한 환자가 수술 후 다시 진료실 앞에 앉았다. 나는 조심스럽게 검사 결과를 설명하며 이렇게 말했다. "이제 더 잘 보이실 겁니다." 그는 잠시 침묵한 뒤, 아주 천천히 창밖을 향해 눈을 돌렸다. 잠시 후 그는 이렇게 말했다.

"선생님… 저는 앞이 안 보였던 게 아니라, 길을 잃은 기분이었습니다. 그런데 이제 다시 길을 찾을 수 있을 것 같습니다."

그 말을 듣는 순간, 나는 다시 한번 깨달았다. 빛을 되찾는다는 것은 단지 이미지를 재취득하는 일이 아니라, 삶의 방향을 되찾는 일이라는 것을.

시각은 감각이 아니라 존재를 조직하는 구조다. 우리는 흔히 시각을 기능적으로만 이해한다. 사물을 인식하고, 길을 찾고, 위험을 감지하고, 공간을 이해하게 해 주는 감각으로. 그러나 나는 진료실에서 수없이 많은 환자들을 보면서 확신하게 되었다. 시각은 기능 이전에 존재의 형식이다. 시각은 인간이 세상과 자신을 정의하는 언어이며, 시각은 인간이 세계에 참여하는 방식이다. 그래서 이 장에서 다루게 될 주제는 단순히 "눈을 어떻게 치료할 것인가"가 아니라 시각은 어디까지 확장될 수 있는가이다.

의학은 지금까지 시력을 "보존"하는 기술을 고민했다. 그러나 미래 의학은 시력을 재설계하는 기술로 이동한다. 인간은 어디까지 볼 수 있는가? 인간의 감각은 확장될 수 있는가? 시각은 지능과 직접 연결되는 플랫폼이 될 수 있는가? 이 질문은 더 이상 철학적 질문이 아니다. 재생의학, 나노의학, 유전자 치료, BCI(뇌-기계 인터페이스, Brain-Computer Interface) 기술이 결합되며 시각은 치료에서 확장으로 넘어가고 있다. 이제 시각의 미래는 단지 의학의 영역이 아니라 인간의 진화를 결정하는 중심 아젠다가 되고 있다.

10-1

시각은 인간 진화의
핵심 감각이다

인간은 생각하기 전에 본다. 인간이 세상을 이해하는 첫 번째 경로는 촉각도, 청각도, 후각도 아니다. 시각이다. 우리가 받아들이는 정보의 대부분은 빛을 통해 들어온다. 빛은 단순히 파장이 아니라, 의미를 전달하는 매개 언어다.

나는 진료실에서 똑같은 시력 저하를 경험한 환자라도 어떤 환자는 이를 단순한 불편으로 느끼는 반면 어떤 환자는 그 순간 "자신의 정체성"이 흔들리는 불안과 공포를 느낀다는 사실을 계속 확인해 왔다. 이 차이는 한 가지 사실을 극명하게 보여 준다. 시각은 단순 기능이 아니라 인간 존재의 심층 구조를 만드는 감각이다. 우리는 눈으로 정보를 받아들이지만 실제로는 "뇌"가 그 정보를 의미로 번역한다. 빛은 경로(눈)로 들어온다. 의미는 시스템(뇌)에서 태어난다. 시각은 빛을 인식하는 감각이 아니라 "세계와 나의 관계를 구조화하는 언어 시스템"이다.

이제 의학은 이 본질을 바탕으로 다음 단계로 진입한다. 과거 의학은 "시력을 유지"하려 했다. 하지만 미래의 시각 의학은 질문을 바꾼다. 인간은 어디까지 볼 수 있는가? 인간은 보지 못했던 세계를 볼 수 있게 될 수 있는가? 시각은 감각을 넘어 지능의 형태가 될 수 있는가?

 시각의 미래는 의학의 질문에서 인류의 질문으로 확장된다. 앞으로 시력은 단순한 감각 유지가 아니라 감각 설계가 된다. 지금까지 인간은 진화 과정에서 제한된 영역만 보았다. 그러나 기술은 인간이 보지 못하는 영역을 해석 가능한 정보로 변환하려 하고 있다. 적외선, 자외선, 초분광 정보, 미세온도 신호, 분자 구조, 전자기장 패턴…. 우리는 이 모든 정보를 빛의 확장된 언어로 받아들일 수 있는 시대로 이동하고 있다. 나는 이것이 미래 의학이 가진 가장 근본적 전환 중 하나라고 본다. 과거에는 감각이 주어졌다. 미래에는 감각을 설계한다. 시각은 더 이상 "주어진" 감각이 아니라 창조 가능한 감각이 된다. 그리고 시각은 미래의 인간 능력을 업그레이드하는 가장 중요한 플랫폼이 된다.

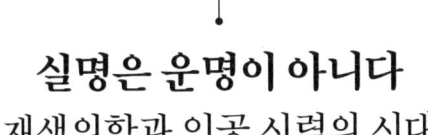

실명은 운명이 아니다
재생의학과 인공 시력의 시대

실명은 오랫동안 "돌이킬 수 없는 엔드포인트"였다. 나는 임상에서 이 장면을 수도 없이 보았다. 백내장은 흐리게 만들고, 녹내장은 조용히 시야를 갉아먹고, 황반변성은 중심 시력을 잃게 만든다. 망막이 손상되거나 시신경이 파괴되면, 그것은 그 순간부터 끝이라고 믿는 시대가 길었다. 그러나 이 관념은 조용히 무너지고 있다. 실명은 더 이상 숙명이 아니다. 실명은 개입 가능한 생물학적 문제로 이동하고 있다. 이 전환의 중심에 재생의학(Regenerative Medicine), 유전자 치료(Gene Therapy), 광유전학(Optogenetics), 인공 시각 보철(Visual Neuroprosthesis) 기술이 있다.

1) 각막 재생 - 결핍 기반 의학에서 설계 기반 의학

과거 각막 혼탁은 기증이 없으면 치료 자체가 불가능했다. 그러나 이스라엘의 코르니트 비전(CorNeat Vision)은 합성 바이오 각막을 이용해 임상에서 실제 시력 회복을 이끌었다. 일본의 iPS 세포 연구는 환자 자신의 세포로 각막 조직을 재구성하는 수준까지 발전하고 있다. 공급 부족의 의학에서, 조직을 직접 만들어 내는 의학으로 이동하고 있다.

2) 유전자 치료 - 질환을 늦추는 것이 아니라 원인을 수정하는 시대

2017년 FDA 승인된 럭스터나(Luxturna)는 "망막 유전자 치료"의 변곡점이었다. 현재 황반변성 치료 후보들인 RGX-314, ADVM-022 같은 플랫폼은 "한 번의 유전자 전달이 기존 지속주사 치료를 대체"하는 시대를 열고 있다. 의학은 질환을 억제하는 기술에서 질환을 재프로그래밍하는 기술로 이동한다.

3) 인공 시각 - 눈이 없어도 뇌는 볼 수 있다

망막이 완전히 손상된 환자조차 가능성이 열리고 있다.
- 세컨드 사이트(Second Sight)의 아르거스2(Argus II)
- 스위스 EPFL 연구소의 뇌-시각 인터페이스
- 블랙록 뉴로테크(Blackrock Neurotech)의 신경 전극 기반 시각 자극 시스템

이 기술들은 광 → 전기 → 뇌로 직접 시각을 재구성한다. 광유전학(Optogenetics) 기술은 세포 자체를 빛에 반응하도록 재설계하며 완전 실명 환자에게 패턴과 사물의 존재감을 복원시키고 있다.

나는 실제로 실명 환자에게서 이렇게 말하는 순간을 들었다. "선생님… 저는 다시 볼 수 있을 거라고 생각하지 않았습니다." 그 한 문장은 이 기술이 미래 시제에서 현재 진행형으로 "넘어왔다"라는 선언과 같다. 실명 치료는 과거에는 불가능을 최대한 늦추는 의학이었다. 그러나 지금은 실명을 극복하는 의학으로 들어가고 있다. 앞으로는 시력을 잃지 않기 위해 싸우는 시대가 아니라 시력을 되찾는 시대가 될 것이다. 그리고 시각 의학은 단지 안과의 변화가 아니라 존재 회복 의료의 첫 번째 필드가 될 것이다.

뇌로 보는 시대
시각의 재정의

우리는 눈으로 본다고 믿는다. 하지만 실제로 우리는 뇌로 본다. 눈은 단지 "광을 받아들이는 센서"에 가깝고, 뇌는 그것을 의미 있는 정보로 변환하는 해석자다. 시각은 감각 이전에 인지 과정이다. 미국 휴스턴대 연구팀은 뇌 시각피질을 직접 전기 자극해 완전 실명 환자에게 문자 형태를 구분시키는 데 성공했다. 스위스 EPFL 연구소는 뇌에 연결된 시각 인터페이스로 눈이 아닌 경로로 들어온 정보도 시각 정보로 인식되는 현상을 확인했다.

눈이 없어도 뇌는 볼 수 있다. 왜냐하면 시각의 본질은 빛이 아니라 정보이기 때문이다. MIT 뇌과학팀은 시각장애인에게 공간 정보를 소리 패턴으로 학습시키자 뇌의 시각 영역이 활성화되는 현상을 확인했다. 뇌는 감각을 고정된 방식으로 분류하지 않는다. 의미가 있다면 그

것을 시각으로 받아들인다. 시각의 미래는 "눈을 고치는 기술"이 아니라 시각이라는 감각 형식을 새롭게 정의하는 기술이 된다.

인간 감각의 확장
초감각(Super-sensory Vision) 시대

우리는 지금 가시광선이라는 좁은 스펙트럼 안에서만 세계를 보고 있다. 그러나 자연은 훨씬 더 많은 신호로 구성되어 있다. 자외선, 적외선, 초분광 정보, 전자기장 변화, 분자 구조의 미세 스펙트럼 미래 시각 기술은 이 "보이지 않았던 영역"을 해석 가능한 시각 언어로 바꿀 것이다.

초분광 시각 기술(Hyperspectral Vision)은 표면 질감을 넘어 물질의 화학적 특징까지 분해해 낸다. AI 광학 기술은 사람의 시력 10.0을 넘어서는 정보 처리 능력으로 발전하고 있다. 이것은 더 잘 보이는 시력이 아니라 다른 세계를 읽는 시각적 언어다.

1) 스마트 콘택트렌즈 - 시각은 플랫폼이 된다

시각은 몸의 장기 한 곳이 아니라, 착용하는 인터페이스가 된다. 실시간 AR 정보를 눈동자 움직임 없이 디스플레이하고 혈당, 안압, 이온

농도 등 생체지표 실시간 분석하는 스마트 콘택트렌즈는 단순한 시력 보조가 아니라 데이터 허브가 된다.

2) AI 기반 시각 - 이해하는 시력

AI가 시각 신호를 분석하고 해석하는 순간 시각은 단순한 감각이 아니라 지능의 관문이 된다. 안저 이미지로 심혈관 위험도 예측, 망막 혈관 패턴으로 질환 조기 진단, 수술 중 실시간 구조 분석과 위험 판단 등 의료는 관찰의 시대에서 예측과 선제 대응의 시대로 이동한다.

시각은 단순히 보이는 세계를 복원하는 기술이 아니라 세계의 의미를 더 정교하게 이해하게 만드는 지능 플랫폼으로 확장된다.

10-5

시각과 존재
의학은 인간을 확장하는 기술이 된다

시력을 잃는다는 것은 단지 어둠 속에 들어가는 일이 아니다. 그것은 세계와 나 사이를 연결하고 있던 하나의 통로가 끊어지는 경험이다. 나는 환자들이 절망하는 순간을 수없이 보았다. 그리고 다시 빛을 되찾는 순간 그들이 말하는 문장은 거의 언제나 기능이나 숫자보다 존재의 감각에 더 가까웠다. "다시 세상과 연결된 느낌입니다.", "제가 다시 제 삶으로 돌아왔어요." 빛은 시각의 언어가 아니라 존재의 언어다. 그래서 시각 의학의 미래 방향은 '시력을 보존하는 의학'에서 '존재를 다시 연결하는 의학'으로 이동하게 된다.

왜 나는 시각의 미래를
설계하려 하는가

나는 안과 의사다. 그러나 나는 점점 이렇게 느끼고 있다. 안과 의사는 눈을 치료하는 사람이 아니라 세상을 다시 볼 수 있게 만들어 주는 사람이다. 수많은 환자들이 다시 빛을 되찾고 길을 되찾고 존재감을 되찾는 순간을 옆에서 지켜보면서 나는 확신하게 되었다.

미래의 시각 의학은 단순히 세포를 고치는 의학이 아니라 인간 경험의 확장 기술이다. 재생의학, 유전자 치료, 광유전학(Optogenetics), 뇌-시각 인터페이스, AI 광학 시스템…. 이 기술들은 눈을 복원하는 것이 아니라 인간의 감각을 새롭게 설계하는 기술이다. 앞으로 시각은 주어진 감각을 유지하는 단계를 넘어 확장 가능한 감각, 설계 가능한 감각, 지능과 결합하는 감각으로 진화할 것이다. 시각의 미래를 논한다는 것은 곧 인간다움의 미래를 논하는 일이다. 그리고 나는 그 미래를 설계하는 일에 참여하기로 선택했다. 이 책이 그 첫 번째 선언이 된다.

제11장

의료 3.0

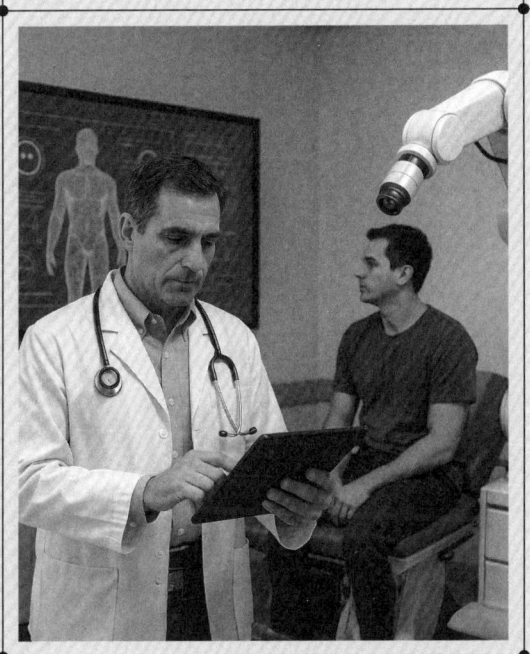

AI와 인간이 협력하는 치료 시대

11-1

의료 1.0 → 의료 2.0 → 의료 3.0의 진화

의학은 지금 "방향 자체가 바뀌는 순간"에 서 있다. 이 변화는 서서히 오는 변화가 아니라, 패러다임이 아예 다른 세계로 넘어가는 전환이다. 과거 인류가 경험한 첫 번째 의학 시대는 의료 1.0이었다. 의료 1.0은 감염병과 싸우던 시대다. 위생, 항생제, 수술 기술, 백신…. "죽음으로부터 탈출"이 이 시대 의학의 목적이었다. 생존이 목표였고, 치료는 생명의 유지라는 1차적 조건을 위한 기술이었다.

그리고 지난 40~50년 동안 우리는 의료 2.0 시대를 살았다. 암, 당뇨, 심혈관 질환, 치매 등 현대인의 장기 질환들과 싸우는 시대. 병이 발생한 뒤에 치료하고 관리하는 시대. 만성질환 관리 기술, 목표치 기반 진단, 약물의 최적반응 모델링이 중심이 된 시대였다. 효율적 치료, 기능의 복원, 삶의 질(Quality of Life) 유지가 핵심 목표였다. 그러나 이제 의료는 완전히 새로운 단계로 넘어가고 있다.

의료 3.0은 병이 나타나기 "이후"가 아니라, 병이 나타나기 "이전"에 개입하는 의료이다. 질병이라는 결과를 보지 않고, 질병의 시간축 전체를 통제 가능한 변수로 본다. 의료 3.0 시대의 의학은 예측(Prediction) → 개입(Intervention) → 설계(Design)의 사이클로 작동한다. 그리고 이 패러다임 전환의 중심에 바로 AI(Artificial Intelligence)가 있다.

AI는 의사를 대체하기 위해 등장한 기술이 아니라 의사의 지능을 확장하는 기술이다. 의료 3.0은 "기술이 더 똑똑해지는 시대"가 아니라 "인간이 기술을 통해 자기 생명을 설계할 수 있는 시대"이다. 나는 이것을 생명 지능 설계 시대라고 부른다. 인간의 삶은 이제 치료가 아니라 설계와 최적화의 대상이 된다. 의료는 병원을 중심으로 구성된 산업에서 인간 자체를 중심으로 구성되는 생체 지능 운영체계(Biological Intelligence Operating System)로 진화하고 있다.

11-2

AI는 의사를 대체하지 않는다
확장과 협력의 구조

의료 3.0 시대에서 가장 많이 오해되는 질문이 하나 있다. "AI가 결국 의사를 대체하는 시대가 오는가?" 나는 이 질문 자체가 틀린 질문이라고 생각한다. AI는 의사를 대체하는 존재가 아니라 의사의 지능을 확장하는 연산 엔진이다. AI는 인간이 처리할 수 없는 크기의 데이터를 다룰 수 있다. 수백만 명의 환자 데이터, 수천억 개의 생체 신호 흐름, 실시간 생활패턴, 유전체 기반 약물 반응 예측 결과까지 AI는 인간이 평생을 봐도 다 해석 못 할 수준의 정보를 단 몇 초 안에 비교하고 패턴을 추출할 수 있다.

그러나 AI는 이 정보가 인간에게 무엇을 의미하는지를 이해하지 못한다. 환자가 느끼는 공포, 환자가 결정을 망설이는 이유, 삶에서 무엇을 가장 중요하게 생각하는지, 어떤 선택이 이 인간에게 더 인간다운 선택인지…. 이것은 오직 인간 의사만이 이해할 수 있는 세계.

AI가 하는 일은 "가능한 수많은 선택지와 시나리오를 펼쳐 보여 주는 것." 의사는 그중에서 "어떤 방향이 이 인간에게 옳은가를 결정하는 것." 즉 의료 3.0에서 AI는 계산자이고 의사는 방향 설계자(Designer)이다. AI는 데이터 기반 진단 정확도를 극대화한다. 의사는 인간의 가치 기반 결정을 최종적으로 완성한다. AI는 지식을 확장한다. 의사는 의미를 확장한다.

그래서 나는 이렇게 정의한다. 의료 2.0 시대의 의사는 수술자였다. 의료 3.0 시대의 의사는 인간 지능의 지휘자(Human Intelligence Director)다. 이 새로운 시대에서 의사의 위상은 낮아지지 않는다. 오히려 더 높아진다. 왜냐하면 AI가 계산을 모두 맡아 주는 순간 의사는 본질적 역할로 돌아가기 때문이다. "이 인간에게 어떤 삶을 가능하게 할 것인가?" 이 질문을 답하는 사람은 AI가 아니라 의사이다.

11-3

병원 중심성의 해체
의료는 생체 지능 운영체계로 이동한다

의료 2.0 시대에서 "병원"은 의료의 중심이었다. 진단도, 치료도, 기록도 모두 병원 안에서 이루어졌다. 환자는 몸이 충분히 아프고 난 뒤에야 병원에 왔다. 즉 치료는 병이 이미 일어난 이후에 시작되었다. 그러나 의료 3.0 시대는 완전히 다르다. 의료는 병원이라는 공간 내부에서 작동하는 기술이 아니라 인간의 삶 전체 안으로 분산되어 흐르는 네트워크가 된다. 집이 의료 공간이 되고 스마트폰과 착용 센서가 의료 장비가 되고 실시간 생체 신호가 진단 데이터가 되고 디지털 트윈(Digital Twin)이 가상 신체 시뮬레이션을 수행하고 예측 알고리즘(Predictive Algorithm)이 미리 위험을 탐지한다.

미래에는 "진료실에 오세요"라는 말 자체의 의미가 사라질 것이다. 진료가 이미 환자의 일상 속에서 계속 진행되고 있기 때문이다. 의료는 병원으로 이동하는 것이 아니라 병원 밖에서 더 많이 작동하게 된다. 고혈압은 병원에서 측정하는 숫자가 아니다. 하루 수백 번의 미세 변화 패턴을 해석하는 지능 데이터다. 당뇨는 병원에서 혈당을 한 번 뽑아 확인하는 질환이 아니다. 24시간 연속 혈당 곡선에서 "어디서 리스크가 발생하는지" 패턴을 읽어 내는 과정이다. 우리는 이렇게 묻는 시대에 들어간다.

"왜 질병을 확인하기 위해 병원에 와야 하는가?"

"왜 치료는 특정 공간에서만 시작되는가?"

미래 의료의 중심은 공간이 아니라 시간이다. 의료 3.0 시대는 "병원에서 치료한다"가 아니라 "시간을 관리하여 질병을 미리 제거한다"는 시대이다. 그리고 이 변화의 중심 엔진이 AI이다. AI는 병원을 대체하는 기술이 아니라 병원 밖 세계에서 의료를 작동시키는 기술이다. 병원이라는 플랫폼은 더 이상 의료의 시작점이 아니다. 앞으로의 의료는 생체 지능 운영 생태계(Biological Intelligence Operating Ecosystem)로 진화한다.

의사의 역할 재정의

Human Intelligence Director의 탄생

　의료 2.0 시대에 의사는 "질병을 치료하는 사람"이었다. 수술 기술, 처방 기술, 진단 경험이 의사의 가장 핵심 가치였다. 그러나 의료 3.0 시대에서 의사의 역할은 다른 방향으로 확장된다. 이제 의사는 AI가 제시한 팽대한 데이터 기반 시나리오 중 어떤 방향이 이 인간에게 가장 적합한가를 결정하는 존재가 된다. 즉 의사는 더 이상 지식 제공자가 아니라 방향 설계자(Designer)이다.

　AI가 연산과 계산을 담당한다면 의사는 의미와 가치의 판단을 담당한다. 환자는 단순히 의학적 상태만으로 살아가지 않는다. 그들의 삶에는 시간, 관계, 감정, 선택, 무게가 있다. 이것을 해석하고 통합할 수 있는 주체는 인간 의사뿐이다. 그래서 나는 미래 의사의 역할을 이렇게 정의한다.

Human Intelligence Director.

인간 지능과 기술 지능을 조율하여 한 인간이 살아낼 수 있는 "미래의 형태"를 설계하는 존재. 의사는 장비를 움직이는 기능자가 아니라 "어떤 인간의 삶을 만들 것인가"를 설계하는 생명 디자이너가 된다. 이 변화는 의사를 더 인간 중심의 역할로 되돌린다. AI는 질병을 해석하지만 의사는 환자의 "삶"을 해석한다. 그리고 그 판단 능력이야말로 의료 3.0 시대에서 의사가 가져야 할 가장 큰 전문성이다.

11-5

치료 산업에서
생명 정보 자본 산업으로

의료 2.0 시대의 시장 가치는 "누가 더 많은 환자를 진료하는가", "누가 더 큰 병원, 더 많은 장비, 더 많은 치료 매출을 확보하는가"의 기준으로 평가되어 왔다. 그러나 의료 3.0의 경제 논리는 완전히 다르다. 앞으로 가장 중요한 자산은 환자의 질병 결과가 아니라 환자의 생명 정보 자체가 된다.

인간의 유전체(Genome) 정보, 생활 습관 데이터, 장내 미생물 (Microbiome) 패턴, 연속 생체신호 흐름, 환경 노출 기록, 개인 대사 반응 패턴. 이 모든 데이터는 질병이 나타나기 "전 단계"를 설명할 수 있는 거대한 투자 가치가 된다. 미래 의료 산업의 경쟁력은 "환자가 몇 명 방문했는가"가 아니라 "한 사람의 생명 네트워크를 얼마나 정밀하게 해석할 수 있는가"로 이동한다. 병원은 더 이상 결과를 처리하는 산업이 아니라 생명 OS를 설계하는 산업으로 전환된다.

제약사 또한 바뀔 것이다. 기존의 신약(New Drug)은 병이 생긴 후 투여되는 약이었다. 그러나 의료 3.0 시대의 신약은 질병을 지연시키고, 노화를 늦추고, 생체 기능을 최적화하고 "질병이 나타나지 않는 상태를 유지시켜 주는 약"으로 이동한다. 새로운 신약 연구는 "치료제(Therapeutics)"가 아니라 생체 기능 최적화 모듈(Biological Optimization Module)로 진화한다.

이 변화는 보험 산업과도 직결된다. 보험은 더 이상 사고 후 보상 모델이 아니라 생체 데이터 기반 리스크 예측 및 조율 모델로 발전한다. 보험사는 의료 데이터 플랫폼과 결합해야만 생존할 수 있다. 미래의 의료시장은 치료 중심 산업이 아니라 생명 정보 자본 시장(Longevity Data Capital Market)이 된다. 그리고 이 시장에서 가장 큰 가치를 창출하는 주체는 환자를 가장 정확하게 예측하고 가장 정교하게 기능을 설계할 수 있는 의료기관이다.

11-6

개인 맞춤 생명 설계
환자는 치료 대상에서 생명 운영자가 된다

의료 3.0 시대에서 인간은 더 이상 병이 생긴 뒤 병원에 와서 치료받는 존재가 아니다. 인간은 자신의 "생명 운영 체계"를 스스로 관리하고 조율하는 사용자(Operator)로 진화한다. 예전에는 건강 관리라는 것이 식습관, 운동, 수면, 약 복용 등의 단편적 요소를 잘 지켜보려는 "생활 규칙 관리"에 가까웠다.

하지만 의료 3.0 시대의 개인 건강 관리는 다르다. 개인은 자신의 생체 데이터를 실시간으로 확인할 수 있으며 이 데이터는 항상 AI가 해석하여 변화 패턴을 알려 준다. 오늘 혈압이 왜 올랐는지, 어제보다 잠이 얕았던 이유가 무엇인지, 이번 주 장내 미생물 패턴이 왜 바뀌었는지, 앞으로 3주 뒤 어떤 질환 위험이 상승할 가능성이 있는지까지 AI는 생체 패턴을 통으로 학습하여 질병이 발생하기 전에 "조정 신호"를 먼저 보내 준다. 그리고 의사는 그 신호 흐름의 방향성과 개입 강도를 설계해 주는 존재가 된다.

생명 OS 시대의 도래

의료 3.0은 결국 개인마다 다른 생명 OS(Operating System)를 구축하게 만든다.

- 어떤 사람은 심혈관 취약성 기반 OS
- 어떤 사람은 면역 반응 조절 중심 OS
- 어떤 사람은 대사 효율 최적화 중심 OS
- 어떤 사람은 신경 회로 안정성 기반 OS

각각의 인간은 개별적으로 개성화된 생명 운영 모델을 가진다. 같은 병 이름 아래 묶이는 시대는 끝나간다. 노화조차 동일하지 않다. 노화 속도, 노화 회로, 노화 취약성은 모두 개인마다 다르다. 미래의 의학은 "질병 이름"으로 환자를 분류하지 않는다. 생명 알고리즘 패턴으로 분류한다. 이것은 인간이 생물학적 운명을 다시 설계할 수 있는 시대의 시작이다.

AI와 의사의 역할 분리, 그리고 공동 설계 체계

많은 사람들이 걱정한다. "AI가 의사를 대체하는 시대가 오는 것인가?" 하지만 의료 3.0에서 일어나는 변화는 "대체"가 아니라 "역할 분리와 확장"이다. AI는 계산(Computation)을 담당한다. 의사는 의미(Meaning)를 담당한다. AI는 수천만 건의 검사 데이터를 비교할 수 있고, 유전자 패턴과 질병 발생 확률을 동시에 연산하며, 환자의 생체 신호 변화를 실시간으로 추적하고, 미래 위험 곡선을 정확하게 산출한다. 인간은 이런 무한한 연산 속도를 따라갈 수 없다. 그러나 AI는 인간의 맥락을 이해하지 못한다. 환자가 인생의 어떤 시점에 있는가, 이 환자가 선택을 망설이는 이유가 무엇인가, 이 치료 선택이 그 사람의 삶의 방향에 어떤 영향을 남기는가…. 이것은 인간 의사만이 다룰 수 있다. 그래서 의료 3.0 시대의 의사는 단순히 처방하는 기술자가 아니라 Human Intelligence Director로 인간 지능과 기술 지능의 방향성을 조율하는 존재가 된다.

AI는 수천 개의 가능성을 계산한다. 의사는 그중 무엇이 "그 사람에게 옳은 미래 경로"인가를 결정한다. 즉 AI는 의사의 지능을 "확장시키는 엔진"이며 의사는 AI가 만든 모든 가능성 중 "어떤 미래를 선택할 것인가"를 결정하는 미래 설계자가 된다. 의사가 사라지는 시대가 아니라 의사의 본질이 더 인간 중심으로 돌아오는 시대이다.

병원 중심 의료의 해체,
생체지능 네트워크로의 이동

언급했듯이 지금까지 의학은 "병원"을 중심으로 설계되어 있었다. 병원 안에서 진단하고, 병원에서 치료하고, 병원에서 기록이 만들어지고, 병원에서 의사가 작동했다. 그래서 환자는 늘 병원이 있는 지점으로 이동해야 했다. 그러나 의료 3.0에서는 이 전제가 완전히 바뀐다.

의료는 더 이상 특정 장소에 고정되지 않는다. 의료는 네트워크 형태의 생체지능(Biological Intelligence Network)으로 작동한다. 집에서도, 이동 중에도, 해외에 있어도 개인은 자신의 생체 데이터를 실시간으로 측정하고, AI는 이 데이터를 분석하여 변화의 패턴을 찾아내고, 질병이 생기기 훨씬 이전 단계에서 개입할 수 있다.

병원은 이제 "마지막 단계"의 전문 개입 지점이 된다. 치료의 시작점이 아니라 최종 판단의 장소가 된다. 미래의 의료 흐름은 이렇게 변한다. 생체 데이터가 일상에서 상시 흐르고 → AI가 변화 패턴을 감지하고 → 의사가 방향을 설계하고 → 개입은 최소·정밀·예측 기반 형태로. 즉 의료는 이제 "이벤트 형태의 치료"에서 "흐름 형태의 생명 운영"으로 전환된다. 고장 난 후 수리하는 산업에서, 고장이 나지 않도록 설계하는 산업으로 바뀌는 것이다. 의료는 병원 안에 갇혀 있는 산업이 아니다. 의료는 인간의 일상을 둘러싸고 작동하는 미래 운영 시스템이 된다.

11-9

의료 경제의 대전환
치료 시장에서 생명 정보 자본 시장으로

지금까지 의료 산업에서 가장 높은 가치를 가진 것은 치료 기술이었다. 새로운 기계, 더 정밀한 수술 제품, 더 강력한 신약이 시장의 중심이었다. 그래서 의료 산업은 본질적으로 "병이 발생한 뒤에 돈이 발생하는 구조"였다. 그러나 의료 3.0에서는 경제의 축 자체가 바뀐다. 가장 큰 가치를 갖는 자산은 생명 정보(Biological Data)이다. 그리고 이 데이터의 의미를 해석하여 개인의 미래를 예측하고 설계하는 예측 알고리즘(Algorithmic Intelligence)이다.

환자를 많이 유치하는 병원이 강한 병원이 아니라 한 사람의 생명 흐름을 가장 정확하게 예측할 수 있는 기관이 가장 강한 기관이 된다. 즉 의료는 병원 중심 치료 시장에서 생명 정보 기반의 예측 가치(Value of Predictability) 시장으로 이동한다. 왜 이 변화는 되돌릴 수 없는가? 인간은 더 오래 살고 싶어 하며 (Longevity), 더 건강하게 살고 싶어 하며 (Healthspan), 더 나은 의사결정을 하고 싶어 하기 때문이다. 이 모든 방향성은 "질병을 줄이는 것"이 아니라 "삶을 최적화하는 것"을 목표로 한다. 그래서 미래의 의료 서비스는 약물 판매나 기계 판매가 아니라 미래 설계 능력 자체를 서비스화하게 된다.

의료 자본주의 3.0

미래 의료의 핵심 경쟁력은

- 누가 가장 정확한 생체 모델을 보유하고 있는가
- 누가 개인별 OS를 가장 빠르게 업데이트할 수 있는가
- 누가 AI 기반으로 인생 경로를 설계할 수 있는가

이 세 가지에 의해 재정의될 것이다. 의료는 더 이상 질병을 상대하는 산업이 아니라 기능 설계(Function Design) 산업이 된다.

제12장

미래의학 선언

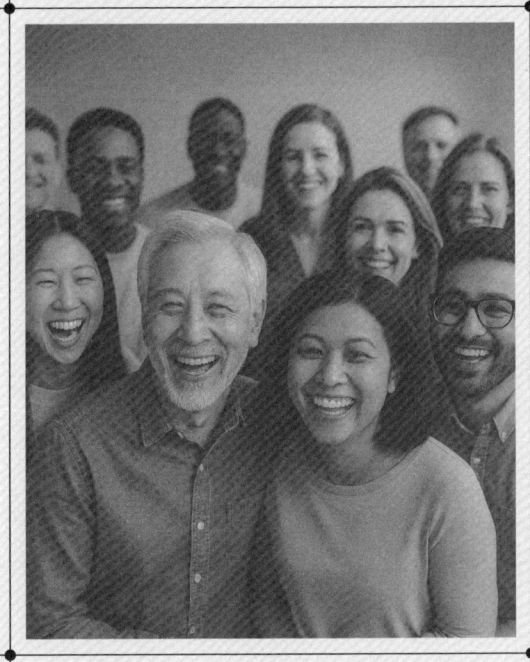

의료는 다시 인간을 향한다

한 세대 전까지만 해도, 의료의 진보는 "얼마나 더 정교하게 수술할 수 있는가"를 기준으로 평가되었다. 더 작은 절개, 더 정확한 기구, 더 강력한 항암제, 더 높은 예후 확률…. 그러나 지금 의료는 전혀 다른 지점에 서 있다. 기술은 기하급수적으로 발전하고 있지만, 사람들은 점점 더 묻기 시작한다. "이 모든 발전이, 정말 나를 더 건강하게 만드는 것인가?"

우리는 지금 인간 역사상 없었던 장면을 목격하고 있다. 80세는 더 이상 특별한 나이가 아니며, 백내장은 당연히 해결되는 질환이 되었고, 암 치료는 20년 전보다 훨씬 더 많은 선택지를 제공한다. 유전자 편집은 실험실 안에서 생명 설계의 문을 열고 있고, 나노기술은 눈에 보이지 않는 수준에서 질병을 찾아낸다. 그리고 인공지능은 방대한 의료 정보를 분석하면서 인간 의사의 한계를 넘어 새로운 의학의 언어를 만들어 내고 있다.

그러나 이 모든 변화 속에서, 사람들은 묻는다. 왜 의료는 여전히 인간에게 어렵고 낯선가? 병원은 더 크고 화려해졌지만, 환자들은 그 속에서 더 혼자라고 느낀다. 기술은 더 빠르고 정교해졌지만, 치료 과정은 더 차갑고 기계적이 되었다. 데이터는 넘쳐나는데, 이해받는 감정은 부족하다. 이것이 의료의 딜레마다. "기술은 놀라울 만큼 발전했지만, 의료는 인간을 잃어 가고 있다."

지금 의료는 두 갈래의 길 앞에 서 있다. 하나는 기술의 확장만을 따라가며 영원히 효율과 속도를 추구하는 길, 다른 하나는 기술을 도구로 삼되 결국 인간을 향해 되돌아가는 길. 인류는 지금 선택해야 한다. 의료는 단지 생명을 연장하는 기술인가, 아니면 인간을 회복시키는 지성인가?

우리가 지금 서 있는 곳은 바로 그 갈림길이다. 앞으로의 미래 의학은 단지 "병을 고치는 기술"이 아니라 "인간을 해석하고 설계할 수 있는 학문"으로 가야 한다. 다시 말하면, 의료는 생명을 수리하는 기술에서, 삶을 디자인하는 기술로 넘어가야 한다. 이 변화의 흐름을 우리는 지금 몸으로 직접 경험하고 있다.

병원이라는 공간의 의미도 바뀌고 있고, 의사의 역할도 달라지고 있다. 그리고 인간이라는 존재 자체의 정의마저 다시 쓰이고 있다. 과거의 의료는 질병과 싸웠다면, 미래의 의료는 인간의 가능성을 확장시키는 방향을 향한다. 이제 인류는 질문해야 한다. "우리는 어디까지 인간을 확장할 수 있는가?" 의학은 이제 단순히 생명 유지의 학문이 아니라 새로운 인간 진화의 문을 여는 열쇠가 되고 있다.

새로운 의학의 물결은 이미 우리 곁에서 시작되고 있다.

AI가 CT 영상을 분석해 미세한 병변을 찾아내고, 나노입자가 암세포를 향해 스스로 이동하며 치료 약을 전달한다. 유전자 치료제는 환자의 DNA를 직접 고쳐 질병의 원인을 제거한다. 뇌-기계 인터페이스(Brain-Machine Interface)는 생각만으로 기계를 움직이게 하고, 잃어버린 신체의 감각을 되살려 준다.

이런 기술을 처음 들었을 때 사람들은 공상과학 영화의 이야기라고 생각했다. 하지만 이제는 병원 안에서, 연구실 안에서 실제로 이루어지고 있다. 의사들은 인공지능의 조언을 참고해 치료 계획을 세우고, 수술 중엔 증강현실(AR) 화면으로 환자의 장기 구조를 실시간으로 확인한다. 인간의 손은 여전히 메스를 쥐고 있지만, 그 손을 움직이는 '지성'은 더 이상 혼자가 아니다.

그러나 기술의 속도가 아무리 빨라도, 인간의 마음은 그 속도를 따라잡지 못한다. 진단이 빨라졌는데도 불안은 더 커지고, 치료가 정교해졌는데도 고독은 깊어진다. 기계는 환자의 병을 읽지만, 환자의 이야기는 읽지 못한다.

한 노인이 있었다. 그는 백내장 수술로 시력을 회복했지만, 정작 병실에서 나가며 이렇게 말했다. "이제 세상이 다시 보이는데… 도대체 뭘 봐야 할지 모르겠어요." 이 한마디가 오늘날 의료의 현실을 정확히 말해 준다. 의료는 몸을 회복시키지만, 삶의 방향까지는 회복시키지 못하고 있다. 이제 의료는 질문을 바꿔야 한다.

"이 환자를 어떻게 살릴 것인가?"에서 "이 사람은 어떻게 살아갈 것인가?"로. 의학이 기술의 언어로만 말한다면, 인간의 고통은 번역되지 않는다. 의학은 생물학의 학문이면서 동시에 인간학이어야 한다.

그렇다고 기술을 부정하자는 뜻은 아니다. 기술은 인간이 만든 가장 강력한 도구이며, 그 도구를 통해 우리는 고통을 줄이고 생명을 연장시켜 왔다. 문제는 기술이 아니라 방향이다. 기술이 인간을 지배하면 그것은 폭력이고, 기술이 인간을 돕는다면 그것은 진보다. 미래의 의료는 기술의 속도와 인간의 깊이를 동시에 품어야 한다.

AI는 진단의 속도를 높여 줄 수 있지만, 인간의 마음을 이해하는 건 여전히 사람의 몫이다. 로봇은 손을 대신할 수 있지만, 따뜻한 손길을 대신할 수는 없다. 의료가 인간을 향해야 한다는 말은 결국 '속도를 늦추라'는 뜻이 아니다. 그것은 '방향을 잃지 말라'는 뜻이다. 기술은 오른쪽 페달이지만, 인간성은 핸들이다. 이제 의학은 그 핸들을 다시 잡아야 한다.

의료가 인간을 향한다는 말은 단순한 감성적 구호가 아니다.

미래의 의료는 실제로 구조와 목표, 방향 자체가 인간 중심으로 재설계되어야 한다. 과거의 의료가 "환자의 병을 줄이는 과정"이었다면, 미래의 의료는 "인간의 가능성을 확장시키는 과정"이 된다. 이 새로운 의료는 네 가지 큰 전환 축을 중심으로 움직인다.

1) 치료 중심에서 예측 중심으로

지금까지의 의료는 질병이 발생한 이후에 시작되었다. 하지만 앞으로는 질병이 나타나기 전부터 개입하기 시작한다. 개인의 라이프로그 (생활 데이터), 유전체 정보, 생활패턴, 감정 패턴 등 모든 정보가 디지털로 축적되며, 의료는 그 정보를 통해 미래 위험을 미리 읽는다. 우리 몸은 질병이 오기 전에 항상 신호를 준다. 다만 우리는 그 신호를 '감지할 기술'이 없었을 뿐이었다. AI는 이 신호를 해석한다. 의료는 "발생 후 치료"가 아니라 "발생 전 개입"이 된다.

2) 표준화에서 개인화로

과거 의료는 평균값으로 만든 프로토콜을 기준으로 했다. "대부분의 사람에게 가장 많이 맞는 치료"가 표준이었다. 하지만 인간은 서로 다르다. 체질, 유전자, 환경, 심리, 사회적 맥락, 감정의 패턴까지. 미래의학은 평균값의 시대가 아니라 '나'의 시대. 나를 기준으로 치료하고, 나에게 맞춰 예방하고, 나만의 데이터를 기반으로 건강 계획을 세운다. 이것이 진짜 개인 맞춤형 의료다. 그리고 기술은 그 개인화를 현실로 바꿔 준다.

3) 독립된 병원 치료에서 연결된 라이프케어로

병원에서만 이루어지는 의료는 끝난다. 병원은 앞으로 몇 가지 수술과 고난도 치료를 위한 거점 공간으로 남겠지만, 건강 관리는 병원 밖의 일상에서 이루어지게 된다. 침대에 누워 있는 시간이 아니라, 거리를 걸으며, 커피를 마시며, 쇼핑을 하며, 여행하는 시간 속에서 건강은 설계될 것이다. 의료는 더 이상 특정 공간에 묶여 있지 않다. 의료는 인간의 삶 전체와 연결된다.

4) 생명 유지에서 존엄 회복으로

미래 의료의 목적은 사람을 "살리는 것"이 아니라 "살게 하는 것"이다. 사람들은 단순히 오래 살기를 원하는 것이 아니다. 스스로의 의미와 방향을 잃지 않은 채 살아가기를 원한다. 그러므로 미래 의료는 신체뿐 아니라 감정, 관계, 의미, 자기 서사까지 다뤄야 한다. 이것이 인간을 향한 의료다. 아직 많은 사람들은 생각한다. 미래 의료가 기술 중심으로 더 멀어질 것이라고. 하지만 진짜 혁신은 기술의 가속이 아니라 인간의 회복과 확장을 향한 의료의 목표 재정의에서 시작된다.

인류는 오랫동안 자연의 진화 법칙 안에서 살아왔다.

기후, 환경, 생태계, 영양 상태…. 이 모든 것들이 인간의 운명을 결정했다. 그러나 지금 우리는 그 법칙을 넘어서기 시작했다. 유전자 편집 기술은 질병에 대한 운명을 바꾸고, 나노의학은 눈에 보이지 않는 영역에서 치료를 수행하며, AI는 인간의 의학적 사고를 확장시키고, 뇌-기계 인터페이스는 인간의 능력을 물리적 한계를 넘어 확장시키고 있다. 과거 인류의 진화는 "적응"하는 방식이었다면, 이제 인류는 "선택"하고 "설계"하는 방식으로 진화할 수 있게 된 것이다. 많은 사람들은 이 지점에서 두려움을 느낀다. 정말 인간이 인간을 넘어서는 시대가 올 것인가? 의학이 인간을 조작하게 되는 것은 아닌가? 기술이 결국 인간을 멀리 밀어내 버리는 것은 아닌가?

이 두려움이 생기는 이유는 단 하나다. 우리는 아직 이 새로운 기술이 어떤 방향으로 사용될 것인지 결정하지 않았기 때문이다. 기술은 칼과 같다. 칼은 사람을 해칠 수도 있지만, 누군가를 살릴 수도 있다. 가치는 기술 속에 있는 것이 아니라 그 기술을 어떤 목적과 방향으로 사용하는가에 달려 있다. 미래의학에서 가장 중요한 질문은 이것이다. "기술은 인간을 대신하려는가? 아니면 인간을 확장시키려는가?"

확장되는 인간(Human Enhancement)은 인간성을 해치는 위협이 아니라, 올바른 방향과 기준이 세워졌을 때 인류가 이전보다 더 풍부하고 더 깊은 삶을 살 수 있도록 도와줄 수 있는 도구이다. 균형이 필요하다 기술은 속도와 효율을 가져온다. 하지만 인간은 의미와 방향을 가진다. 미래 의학은 이 두 가지가 조화를 이루는 지점을 찾아야 한다. AI는 인간의 판단을 보조해야 하지만, 판단의 중심은 언제나 인간이어야 한다. 유전자 기술은 질병의 고통을 줄이기 위해 사용되어야 하지, 인간의 다양성을 제거하기 위해 사용되어서는 안 된다. 생명 연장은 삶의 질을 높이기 위해 사용되어야 하지, 단순한 시간의 연장을 위해 사용되어서는 안 된다. 미래의 의료는 기술을 통제하는 힘과 기술이 열어 주는 가능성 사이의 섬세한 균형으로 이루어진다. 이 균형 위에서 인류는 지금까지와는 다른 방식의 진화를 선택할 수 있게 된다.

미래의 의료는 의사의 역할도 완전히 다시 정의하게 될 것이다.

많은 사람들이 "AI가 의사를 대체하는 시대가 올 것이다"라고 두려워한다. 하지만 이는 본질을 오해하는 것이다. AI는 의사를 대체하기 위한 기술이 아니라, 의사의 지능을 확장시키기 위한 기술이다.

과거 의사는 단순히 병을 진단하고 수술하고 약을 처방했다. 하지만 미래의 의사는 환자의 데이터를 해석하고, 오랜 시간에 걸친 건강 경로를 설계하며, 기술이 열어 준 선택지 속에서 환자의 삶에 가장 적합한 방향을 찾는 사람이다.

다시 말해, 미래의 의사는 Human Intelligence Director, 즉 인간 지능의 방향성을 조율하고 설계하는 새로운 전문가가 된다. 인공지능은 빠르고 정확하게 계산할 수 있지만 환자가 진짜 무엇이 두렵고 무엇을 원하는지 이해하는 감정적 통찰은 여전히 인간만이 가진 능력이다. 인공지능은 질병의 원인을 분석하지만 그 질병이 한 사람의 삶에 어떤 의미를 만들어 내는지는 의사가 인간의 언어로 해석해 줘야 한다.

그리고 이 지점에서, 미래의 의사는 더 이상 병원 안에 갇혀 있지 않다. 의사의 역할은 병원이라는 공간을 벗어나 환자의 삶 전체와 연결된 지점으로 확장된다. 미래의 의사는 병이 시작되기 전에 개입하고 삶이 흐르는 과정 속에서 함께 하며 환자의 건강을 설계하는 조력자이자 길잡이가 된다.

의사가 하는 질문도 달라진다. "이 치료가 병을 없앨 수 있는가?"에서 "이 치료가 당신의 삶을 더 좋은 방향으로 변화시킬 수 있는가?"로. "이 기술이 예후에 유리한가?"에서 "이 기술이 당신의 인간성을 더 풍부하게 만드는가?"로. 결국 미래의 의사는 기술을 통제하는 사람이 아니라 기술이 닿을 수 없는 그 깊이를 다루는 사람이다.

그 깊이는 곧 인간의 서사, 감정, 의미, 존엄의 영역이다. 인공지능은 세계를 계산할 수 있지만 의사는 세계를 이해하는 사람이다. 그리고 인간을 이해하는 능력. 이것이야말로 어떤 기술도 복제할 수 없는 의사의 정체성이 될 것이다.

우리는 오랫동안 의료를 "생명을 구하는 기술"로만 생각해 왔다. 하지만 시간이 지날수록 의료는 그 정의를 넘어섰다. 왜냐하면 사람들은 단순히 오래 사는 것만을 원하지 않기 때문이다. 그들은 "어떻게 살아갈 것인가"를 함께 원한다. 의료는 생명을 다루는 학문이지만 미래의 의료는 "삶을 다루는 학문"이 되어야 한다.

수술이 끝났다고 모든 것이 끝나는 것은 아니다. 진단이 내려지고 치료가 종료되었다고 환자의 삶이 원래의 자리로 돌아오는 것은 아니다. 오히려 많은 환자들에게 진짜 회복은 그 지점에서부터 시작된다. 백내장 수술로 시력을 되찾은 노인은 세상이 다시 보였지만 그 시야 속에서 무엇을 보고 살아야 하는지 방향을 잃었다고 말했다. 암 치료를 완전히 끝낸 청년은 다시 일상으로 돌아가는 순간 삶을 어떻게 다시 시작해야 하는지에 대한 불안에 사로잡혔다. 환자들은 종종 묻는다.

"이제 저는 무엇을 해야 합니까?"

"앞으로의 제 인생은 어떻게 살아야 하나요?"

이 질문이 말해 준다. 의료는 단순히 기능을 회복하는 데서 끝날 수 없다는 것을. 의료는 인간이 자기 삶을 다시 살아갈 수 있도록 방향을 제시하는 역할을 해야 한다. 의료는 다음 다섯 가지 영역을 다뤄야 한다.

- 신체: 단순한 기능 회복 이상의 감각 회복
- 정신: 불안, 두려움, 자존감의 회복
- 관계: 가족, 사회적 연결, 소속감
- 의미: 살아야 할 이유, 사명감, 자기 서사
- 미래: 삶이 향하는 방향과 성장 가능성

이 다섯 가지 가치를 다루지 못하는 의료는 완성된 의료라고 할 수 없다. 인간은 기계가 아니기 때문이다. 생명은 숫자로만 설명되지 않으며 삶은 알고리즘으로만 해석되지 않는다. 기술은 신체의 많은 부분을 복구할 수 있지만 삶이라는 전체 이야기를 복원하는 것은 결국 인간의 몫이다. 바로 이 지점에서 의료는 생물학을 넘어 철학과 만나고 기술은 인간의 내면과 만난다. 미래 의료는 이런 질문 위에서 완성된다. 우리는 단지 생명을 연장하고 있는가, 아니면 삶을 확장하고 있는가?

나는 의사로서 여러 시대의 변화를 직접 경험했다. 새로운 기술이 등장할 때마다 의료는 더 똑똑해졌고, 더 정밀해졌고, 더 빨라졌다. 하지만 그 과정에서 나는 한 가지 사실을 점점 더 선명하게 깨달았다. 의료가 다시 인간을 향하지 않는다면 아무리 놀라운 기술도 결국 사람을 행복하게 만들지 못한다. 우리가 만들어 가야 할 미래 의학은 기술 중심도, 시스템 중심도 아닌 사람 중심의 의학이다. 의료는 인간이 가진 잠재력, 감정, 의미, 연결을 존중해야 한다. 그리고 기술은 그 인간성을 확장시키는 도구가 되어야 한다.

우리는 지금 거대한 문 앞에 서 있다. 이 문 너머의 시대에서, 의료는 단지 질병과 싸우는 학문이 아니라 인간의 삶을 넓히는 지혜가 될 것이다. 앞으로의 의사들은 질병의 숫자를 낮추는 전문가가 아니라 인간의 가능성을 해석하고 설계하는 전문성이 요구될 것이다. 인공지능과 나노기술과 유전자 치료는 우리에게 아직 경험하지 못한 무한한 미래를 열어 준다. 하지만 그 방향을 정하는 것은 결국 인간이다.

기술은 인간을 넘어서는 힘을 가질 수 있지만 의료는 언제나 인간을 위한 길이어야 한다. 인류는 이제 "치료하는 시대"에서 "설계하는 시대"로 넘어가고 있다. 그리고 나는 믿는다. 미래의 의료는 인간을 잃지 않고도 인간을 더 확장시키는 길을 선택할 수 있을 것이다. 그것이 우리가 가야 할 길이다. 그리고 그 길 끝에서 우리는 다시 인간을 발견하게 될 것이다.

이 책을 덮는 지금, 나는 이렇게 말하고 싶다. 의료의 미래는 결국 미래의 인간을 향해 있다. 기술이 아무리 발전해도 마지막에 남는 질문은 언제나 같은 질문이다.

"우리는 어떤 인간이 되고 싶은가?"

이 질문에 대한 대답을 찾아가는 여정. 그것이 미래 의학의 진짜 목적이며 우리가 함께 만들 다음 시대의 출발점이다. 그리고 나는 그 미래가 인류에게 지금보다 더 깊고 아름다운 시대가 될 것이라고 믿는다.

미래의학 혁명

ⓒ 조재학, 2026

초판 1쇄 발행 2026년 1월 26일
　　　2쇄 발행 2026년 2월 11일

지은이　　조재학
펴낸이　　이기봉
편집　　　좋은땅 편집팀
펴낸곳　　도서출판 좋은땅
주소　　　서울특별시 마포구 양화로12길 26 지월드빌딩 (서교동 395-7)
전화　　　02)374-8616~7
팩스　　　02)374-8614
이메일　　gworldbook@naver.com
홈페이지　www.g-world.co.kr

ISBN　979-11-388-5195-4 (03510)